临床常见肿瘤多学科综合诊疗进展

刁冬梅　主编

中国纺织出版社有限公司

图书在版编目（CIP）数据

临床常见肿瘤多学科综合诊疗进展 / 刁冬梅主编
. -- 北京：中国纺织出版社有限公司，2020.7
ISBN 978-7-5180-7668-0

Ⅰ. ①临… Ⅱ. ①刁… Ⅲ. ①肿瘤－诊疗 Ⅳ.
①R73

中国版本图书馆CIP数据核字（2020）第126706号

策划编辑：樊雅莉　　责任校对：王蕙莹　　责任印制：王艳丽

中国纺织出版社有限公司出版发行
地址：北京市朝阳区百子湾东里A407号楼　邮政编码：100124
销售电话：010—67004422　传真：010—87155801
http：//www.c-textilep. com
中国纺织出版社天猫旗舰店
官方微博http://weibo.com/2119887771
三河市宏盛印务有限公司印刷　各地新华书店经销
2020年7月第1版第1次印刷
开本：710×1000　1/16　印张：9.25
字数：178千字　定价：68.00元

前　言

恶性肿瘤已成为威胁人类健康的常见病，国内外临床肿瘤医务工作者进行了大量研究，并取得了巨大进步，诊治水平也显著提高。近年来，随着新药、新治疗方法不断涌现，肿瘤治疗已从姑息性化疗向根治性化疗迈进了一大步，成为肿瘤综合治疗的支柱，在提高恶性肿瘤的治愈率、延长生存期和改善病人生活质量方面发挥着重要的作用。

本书从各临床专业入手，将各系统常见肿瘤的病因学、病理学、诊断、治疗原则、疗效评价、治疗注意事项等各方面的最新研究成果进行深入浅出的介绍，重点突出各种常见肿瘤以病理和临床分期作为选择治疗方法的基本原则和各种治疗方法综合应用这一基本特点。

尽管在本书编纂过程中，编者付出了巨大的努力，对稿件进行了认真的修改，但由于编写经验不足，书中如存在疏漏之处，敬请广大读者提出宝贵建议，以便改正。

编　者

2020 年 5 月

目　录

第一章　急性白血病

每年，全世界急性白血病和慢性白血病新发病率为(8～10)/10万。其中急性淋巴细胞白血病(ALL)占11%，急性非淋巴细胞白血病(ANLL)占40%，急性白血病和慢性白血病之比约为0.9∶1。在美国，白血病的发病占所有肿瘤的3%。在15岁以下的儿童中，ALL是最常见的肿瘤，也是第2位死亡原因。ALL在2～10岁儿童发病率最高，在老年人中发生率又有第2次缓慢升高。ANLL的发病率随着年龄的增长而逐渐升高，约有半数的ANLL发生于50岁以上。

根据我国29个省、市、自治区的调查情况，白血病的发病率约为(3～4)/10万，急性和慢性之比为4∶1，男性与女性的死亡率分别为2.79/10万和2.23/10万。白血病的死亡率分别为男性恶性肿瘤的第6位，女性恶性肿瘤的第8位，而居儿童及青少年恶性肿瘤的首位。

一、诊断要点

白血病的诊断标准如下。

(1)骨髓和(或)外周血原始细胞≥30%，有核红系细胞占全部有核细胞的50%以下，可诊断为急性白血病。

(2)原始细胞包括：①Ⅰ型原始细胞，即典型的原始细胞，胞浆中无颗粒。②Ⅱ型原始细胞，胞浆中含15个以下细小嗜天青颗粒，核浆比例稍低。③M_3型的异常早幼粒细胞。④原始和幼稚单核细胞。⑤原始巨核细胞，不包括原始红细胞及小巨核细胞。

(3)如原始细胞计数不符合以上诊断标准，而临床上高度怀疑时，应经常检测骨髓象、血象及临床情况，如发展迅速或检查发现有急性白血病特征的染色体异常，可按急性白血病处理。

二、病理分型

(一)急性非淋巴细胞白血病

1976年,法国、美国、英国三国的7位著名血液学家制定了FAB分型诊断急性白血病的标准,1985年又进行了补充和修改。我国于1986年也按FAB分型诊断标准修订了国内标准,其要点如下。

1.ANLL分为7型

(1)急性粒细胞白血病未分化型(M_1型)

1)骨髓中原始粒细胞≥90%。

2)早幼粒细胞少,中幼粒细胞及以下阶段粒细胞罕见或不见。

(2)急性粒细胞白血病部分分化型(M_2型)

1)骨髓原始粒细胞在非红系细胞中占比30%~90%,单核细胞占比<20%。

2)早幼粒细胞及以下阶段细胞占比>10%。

(3)早幼粒细胞白血病(M_3型)

1)骨髓中颗粒增多的早幼粒细胞占比>30%。

2)早幼粒细胞胞浆中嗜苯胺蓝颗粒粗大、密集或融合者,称为粗颗粒型(M_{3a}型)。

3)早幼粒细胞胞浆中颗粒细小者称为细颗粒型(M_{3b}型)。

4)常有t(15∶17)染色体异常。

(4)急性粒-单核细胞白血病(M_4型):粒系、单核系两种细胞同时在骨髓及周围血中增多。表现多样,常分为以下3种亚型。

1)骨髓符合M_2型,伴不同阶段的单核细胞占比>20%;或周围血中单核细胞占比>5×10^9/L,为M_{4a}型。

2)骨髓原始及幼稚单核细胞占比≥30%,伴有原始粒细胞及早幼粒细胞占比≥20%,为M_{4b}型。

3)符合上述任何1项的基础上,骨髓中出现5%~30%的嗜酸性粒细胞称为M_{4Eo}型。这类嗜酸性粒细胞除典型的嗜酸性颗粒外,还有大的嗜碱性不成熟颗粒及不分叶的核,氯乙酸酯酶及PAS细胞化学染色明显阳性。

(5)急性单核细胞白血病(M_5型)

1)骨髓中原始单核细胞占非红系细胞≥80%称为未分化型(M_{5a}型)。

2)骨髓中原始单核细胞<80%,原始和幼稚单核细胞>30%称为部分分化型

(M_{5b}型)。

(6)急性红白血病(M_6 型)

1)骨髓中红系细胞>50%或非红系原始细胞>30%,其中10%甚至15%以上为形态异常的幼红细胞(巨幼样变、双核或多核红细胞)。

2)原始粒细胞或原始单核细胞>20%(按非红系细胞计数),血片中原始粒细胞或原始单核细胞>5%。

(7)急性巨核细胞白血病(M_7 型)

1)骨髓原始巨核细胞≥30%,外周血中有原始巨核细胞,如原始细胞呈未分化型不能确定时,应经电镜血小板过氧化物酶活性证实(或经因子Ⅷ相关抗原的单抗或血小板膜糖蛋白Ⅱb/Ⅲa 或Ⅲa Ⅰ、a 的单抗检测证实)。

2)如骨髓干抽,需经骨髓活检证实有原始巨核细胞增多及网状纤维增生。

3)细胞化学中过氧化物酶、氯乙酸醋酶、α-丁酸萘酚酯酶染色均为阴性,PAS呈块状阳性,少数病例酸化磷酸酶阳性。

2.ALL 分为 3 型

(1)第 1 型(L_1 型)

1)原始和幼稚淋巴细胞以小细胞(直径<12μm)为主,核呈圆形、凹陷及折叠少、染色质较粗,结构一致,核仁少而小,不清楚,胞浆少,呈轻度或中度嗜碱性。

2)过氧化物酶或苏丹黑染色呈阳性的原始细胞<3%。

(2)第 2 型(L_2 型):以大细胞(直径>12μm)为主,核形不规则,可有凹陷及折叠,核仁较清楚,一个或多个,胞浆量较多。

(3)第 3 型(L_3 型):细胞以大细胞为主,核型较规则,染色质呈均匀细点状,1 个或多个核仁,较明显,呈小泡状,胞浆量较多,呈深蓝色,空泡明显,呈蜂窝状。

(二)关于形态学、免疫学、细胞遗传学(MIC)分型

1985 年,国际上成立了 MIC 分型协作组,组织了 FAB 协作组成员及免疫学家、细胞遗传学家对 ANLL MIC 分型进行了讨论,提出了具体的分型标准。目前,国外对免疫学分型及细胞遗传学核型变化的观察已广泛开展应用,而在国内尚不够普遍。

白血病的免疫学分型是利用单克隆抗体(单抗)检测相应白细胞表面或细胞浆内的抗原,可以更细微地分析正常和恶性细胞的表现型,精确了解被测白细胞的不同分化阶段,从而有助于临床分型、判断预后及指导治疗。然而到目前为止,还没有找到细胞表面标记与 FAB 分型 M_1~M_5 的相关性,这是由于至今还没有能够制备出抗粒细胞和单核细胞系列特异性抗原及各自分化发育阶段特异性抗原的抗

体。只有 M_3 型有一些表型相关性。90%以上的 M_1 型 ANLL 细胞表达 CD_{33}^+、HLA-DR^+，76%～79%的 M_4 和 M_5 表达 CD_{14}^+。M_6 的抗血型糖蛋白 A(或抗血型糖蛋白 H 和 C)，M_7 的抗血小板糖蛋白Ⅱb/Ⅲa 被认为是鉴别这两型 ANLL 的敏感特异单抗。

与形态学相关的特异性染色体异常，比较肯定的有 M_2/t(8∶21)、M_3/t(15∶17)，另外还有 M_5a/t(11q)、M_4Eo/ir iv(16)等。

ALL 的免疫学分型与形态学分型是不相关的，而与预后有一定的关系。1986 年前 ALL 的免疫学分型采用五分法，依据 HLA-DR、CD_9、CD_{10}、SmIg、Cyu、CD_2、CD_5、CD_7 的表达与否，将 ALL 分成 Common 型(表达 HLA-DR^+、CD_9^+、CD_{10}^+)、未分化型(可能表达 HLA-DR^+，$CD_9^{+/-}$ 或只表达早期造血细胞标记 CD_{38}^+)、T 细胞型(CD_2^+、CD_5^+、$CD_3^{-/+}$)、前 B 细胞型(Cyu^+)及 B 细胞型($SmIg^+$)，其中以 Common 型的预后最好。

1986 年后，ALL 的免疫分型分为两大类七分法，即非 T-ALL 的 6 型(包括Ⅰ～Ⅳ 4 个亚型，再加上前 B 细胞和 B-ALL)和 T-ALL(CD_7 为最敏感的标记，又可分为早、中、晚期胸腺细胞 3 个时期)。2 岁以下儿童多属非 T-ALL 的Ⅰ、Ⅱ型，预后较好；成年人多为第Ⅳ型，对化疗的反应差。Ⅲ型对化疗反应较好，Ⅱ型对化疗反应虽好但易复发。

总之，MIC 分型中必须强调的是以形态学(M)为主，免疫学(I)及细胞遗传学(C)可补充形态学的不足。在实际工作中常可出现形态学、免疫学和细胞遗传学的发现不一致，应仔细综合分析，结合临床表现、形态学、细胞化学、遗传学，甚至分子生物学等多参数综合分析判断才可较准确诊断。

三、治疗原则

(1)一旦诊断为急性白血病，应尽早足量化疗。

(2)选用作用机制不同、对细胞周期作用不同及毒性不同的药物组成方案联合治疗，以期从各个不同的环节影响白血病细胞的代谢，达到杀灭白血病细胞的目的。基本上不采用单一药物治疗。

(3)同时注意髓外白血病(包括中枢神经系统白血病及睾丸白血病)的治疗。

(4)对不同类型的白血病采用的化疗方案不同。对不同对象采用个体化的治疗原则，对老年人及某些继发性白血病患者尤应如此。

四、联合化疗

白血病的化疗分为诱导缓解、巩固强化及维持治疗3个阶段，后两阶段也称缓解后治疗。

（一）诱导缓解治疗

急性白血病确诊时体内约有10^{11}～10^{12}个白血病细胞，诱导缓解治疗后白血病细胞降到10^{9}以下，达到白血病的完全缓解（CR）。诱导缓解治疗是否最大限度地降低白血病细胞数与CR缓解期的长短有着明显的关系。

1.急性非淋巴细胞白血病（ANLL）的诱导缓解治疗

（1）目前ANLL诱导缓解治疗的国际标准方案是DA方案或DAT方案。DA方案：用柔红霉素（DNR）40～60mg/（m^2・d），静脉注射×3日，阿糖胞苷（Ara-C）100～200mg/（m^2・d），静脉滴注，或分2次，皮下注射×7日。DAT方案：DNR及Ara-C用法同DA方案，另加6-硫鸟嘌呤（6-TG）100mg/12口服，每12小时1次，共7日，约60%～70%的患者经过1～2个DA或DAT方案，可以获得CR。美国加州洛杉矶组（UCLA）对33例60岁以上患者和74例年轻患者用DA方案治疗的完全缓解率均在76%。德国AML协作组（AMLCG）对162例>60岁患者的完全缓解率为45%。北京协和医院用DA方案治疗ANLL的完全缓解率是75%。由于DNR对心肌有毒性，故其总量应限制在0.55g/m^2以下。

亦可用蒽环类药物，如阿霉素、表阿霉素、阿克拉霉素代替DNR与Ara-C合用，但效果均不及柔红霉素。20世纪80年代后期出现的4-去甲氧柔红霉素（IDR）抗白血病作用强于DNR，采用IDR与Ara-C组合的方案，1个疗程即达CR的病例数多于传统的DA方案，且IDR能通过血-脑脊液屏障，对心肌的毒性亦低于DNR，与DNR无交叉耐药，还为口服制剂，应用方便，该药已在国内外用于临床。

（2）我国自20世纪70年代起用三尖杉脂碱（H）或高三尖杉脂碱与Ara-C组成HA方案治疗ANLL。H的用法为2～4mg/（m^2・d），静脉滴注×7日，Ara-C的用法为100～200mg/（m^2・d），静脉滴注或分2次皮下注射×7日。用HA方案1～2个疗程后ANLL的完全缓解率也可达60%左右，与DA方案相近。天津血液病研究所用HA方案治疗142例ANLL获得总完全缓解率为73.2%，其用药方法为H 4～6mg/d，Ara-C 200～400mg/d，静脉滴注×（7～10）日。近年来有人用HDA方案（即H加DA方案）可使完全缓解率提高到70%～80%，毒性未见明显增加。

(3)有人将足叶乙苷(VP-16)按 75mg/(m^2 · d),静脉滴注×(5~7)日,加 DA 方案成为 DAE 方案,完全缓解率未见提高,但完全缓解期较 DA 方案为长(14~15 个月),毒性亦未见增加。DAE 方案尤其对 M_4 及 M_5 型的效果更好,但对>55 岁的患者效果较差,应慎用。

(4)在 20 世纪 80 年代末,我国首先用全反式维 A 酸(ATRA)治疗 ANLL 的 M_3 型,取得了肯定的疗效,剂量为 20~40mg/(m^2 · d),分 2~3 次口服,疗程为 30~40 日,完全缓解率可达 90%左右,其机制主要是诱导早幼粒细胞向中晚幼及以下各阶段粒细胞成熟分化,一般不会促使 DIC 的发生。ATRA 的不良反应是口唇干燥脱屑、头痛及骨痛,大多数患者均可耐受。少数(约 3.4%)患者可出现 ARDS(呼吸窘迫综合征)以及骨髓坏死、脑梗死及肢体静脉血栓形成、颅内压升高等,大多与治疗后白细胞快速增高有关。ATRA 仅对 ANLL 的 M_3 型有效,目前已成为治疗 M_3 型 ANLL 的首选药物,但对其他类型的 ANLL 及 ALL 均无效。ATRA 对 M 型 ANLL 的缓解期较短,常需与其他化疗方案(DA 或 HA)交替应用。

2.急性淋巴细胞白血病(ALL)的诱导缓解治疗

ALL 诱导缓解治疗的基础方案是 VP 方案(长春新碱+泼尼松),但儿童 ALL 除外,VP 方案对成年人患者的疗效极差(完全缓解率<50%,完全缓解期<6 个月)。如在 VP 方案的基础上加用左旋门冬酰胺酶(L-ASP)或 DNR(或任一种蒽环类药),完全缓解率可增加为 70%~80%。

目前国际上常用 VDLP(或 VDP)方案治疗 ALL,即长春新碱(VCR)1.5mg/(m^2 · d),静脉注射,第 1、第 8、第 15、第 22 日,DNR 40mg/(m^2 · d),静脉注射,第 1~第 3 日,L-ASP 6 000IU/(m^2 · d),肌内注射,第 17~第 28 日,泼尼松(PDN) 60mg/(m^2 · d),口服第 1~第 14 日(第 15 日开始逐渐减量),28 日为 1 个疗程。70%~80%患者于 1 个疗程后即可 CR。

国内常用 VDCP 方案,与 VDLP 不同的是,第 15、第 16、第 17 日增加 3 次 DNR,以环磷酰胺(CTX)代替L-ASP,剂量为 6 000IU/(m^2 · d),静脉注射,第 1、第 15 日,其疗效与 VDLP 相似。

对 ALL 的诱导缓解方案还可联合甲氨蝶呤(MTX)、鬼臼类(VM-26 或 VP-16),完全缓解率都可在 80%~90%。

(二)巩固强化治疗

巩固强化治疗的目的是进一步减少患者体内白血病细胞的负荷(一般在完全缓解后,体内仍存有 10^6~10^9 个白血病细胞,或数量更少的微小残留病灶)。巩固强化治疗要求在6～8个月内完成6～8个疗程。

1.ANLL的巩固强化治疗

(1)一般采用原方案巩固4～6个疗程。

(2)中剂量或大剂量Ara-C治疗，中剂量与大剂量的疗效相仿，而大剂量的毒性较严重，故常采用中剂量，即1.0g/(m^2·d)，每12小时1次，共6次。

(3)组成新方案，如加用VP-16[100mg/(m^2·d)×5日]，米托蒽醌[10mg/(m^2·d)×5日]及Fludarabin[30mg/(m^2·d)×5日]等。

2.ALL的巩固强化治疗

(1)用原方案巩固4～6个疗程。

(2)中、大剂量MTX。用法为MTX 500～1 500mg/m^2(中剂量)或1 500～2 500mg/m^2(大剂量)静脉滴注(24小时内)，以后用四氢叶酸钙12mg，肌内注射，每6小时1次，共8次。

(3)用其他与诱导治疗方案无交叉耐药的药物组成新方案。

(三)维持治疗

(1)对于ANLL患者目前是否需用维持治疗尚有争议。持反对意见者认为ANLL用维持治疗后并不能延长无病生存期(DFS)(在巩固强化治疗后5年DFS可达40%)，化疗的毒性反应还可降低生活质量。而坚持要维持治疗者认为，在巩固强化治疗后2年内，每4～6个月强化一次是有益的。

(2)ALL患者采用维持治疗者复发率明显低于不用者，故多数人主张应进行维持治疗持续3年左右。传统的方案为每月用巯嘌呤(6-MP)或6-硫鸟嘌呤(6-TG)100mg/(m^2·d)，口服×(5～7)日，MTX 12mg/m^2，口服，每周2次。由于即使如此用药，仍有半数以上患者可有复发，故又有人提出在上述方案的基础上定期(每3～6个月1次)再加强化治疗，也持续3年，可能会改善患者的DFS期。

(四)髓外白血病的防治

由于人体存在血-脑脊液屏障及血睾屏障，抗白血病药物很难在中枢神经系统(CNS)及睾丸局部形成有效的药物浓度。局部残留的白血病细胞往往是日后白血病复发的根源，故对CNS白血病(CNS-L)及睾丸白血病(T-L)的防治是对急性白血病治疗的重要组成部分。

1.CNS-L(中枢神经系统白血病)的防治

(1)预防CNS-L的治疗：目前主张在所有的急性白血病完全缓解后均采取预防CNS-L的治疗，其措施包括3种。①鞘内用药：选用药物为每次MTX 7.5mg/m^2+地塞米松1.5mg/m^2，每周2次，共6次。以后每6～8周重复一次，持续1～2年。也可用 Ara-C 30mg/m² 代替 MTX 或与 MTX 交替使用。②全身用药如为大剂量 MTX 或大剂量 Ara-C 时，脑脊液中的浓度也足以杀灭白血病细胞。③放疗：脑脊液放疗 1800～2400cGy，分次于 3 周内完成，能使颅内及脊髓组织中的白血病细胞被杀灭。

(2)CNS-L 的治疗：当急性白血病患者颅内压升高大于 0.02kPa(200mmH_2O)，脑脊液中白细胞数＞0.01×10^9/L，涂片见白血病细胞者即可诊断为 CNS-L。治疗措施如下。①上述预防措施(MTX 或 Ara-C＋地塞米松鞘内注射)，每隔 2～3 日 1 次，直至颅内压及脑脊液检查恢复正常，以后逐渐延长注射间隔至每 2 个月 1 次，持续 2 年左右。②放疗：在预防 CNS-L 期间用过放疗者禁用。当上述化疗措施使颅内压及脑脊液恢复正常后，继续用全颅放疗 2 400cGy，分次于 3 周内完成后再做脊髓照射 1 200cGy，分次于 3 周内完成。

2.睾丸白血病(T-L)的防治

(1)预防：于全身应用大剂量 MTX 或 Ara-C，即可预防 T-L 的发生。

(2)治疗：一般用全身放疗(2 000～2 400cGy，于 15 日内完成)，同时全身进行较强的再诱导治疗或手术切除。

(五)复发及难治性白血病的治疗

虽然白血病的化疗近 10 多年来取得显著的进展，也只有 20%～30%患者获得完全缓解，ANLL 和 50%以上的 ALL 可能达到无病生存(DFS)。40%～60%的急性白血病会有复发，且仍有 30%～40%的患者经过诱导缓解化疗后不能达到完全缓解。

目前，多数人认为白血病复发是由原发性耐药白血病细胞亚群所致，而由化疗诱发的继发性耐药可能性较小。临床上，复发性白血病的发生及其治疗效果除取决于白血病本身的异质性外，还与诱导缓解治疗的强度是否够及缓解期的长短有关。如果再用原诱导方案不能缓解或有两次以上的复发者，称为难治性白血病。

1.治疗原则

(1)部分复发的白血病患者仍可试用标准的诱导化疗方案(DA 方案或 DAT 方案)。

(2)使用与原方案无交叉耐药的药物组成新方案。

(3)采用中剂量或大剂量的 Ara-C 为主的方案。

(4)根据患者的临床状况、年龄及病期选用化疗。对年轻、临床状况较好及复发早期患者可采用较强的化疗，而高龄、临床状况较差的晚期患者对强化疗耐受性差，多倾向采用保守些的化疗或用小剂量化疗。

(5)取得第二次缓解后,如条件合适,应做骨髓移植(异基因骨髓移植或自身骨髓移植)。

2.具体治疗方案

(1)复发或难治性 ANLL:用中剂量 Ara-C(4～8 次)或联合其他化疗药物,如中剂量 Ara-C+MTZ+VP-16(缓解率可达 69%,缓解期 46 个月)或中剂量 Ara-C+AMSA(120～150mg/m^2×3 日),完全缓解率亦可达 66%～79%。

(2)复发或难治性 ALL

1)约 50%的复发 ALL 采用原诱导缓解方案(VDLP)还能取得缓解。

2)大剂量 MTX3 次/周,以后用甲酰四氢叶酸钙,完全缓解率可达 33%～75%。

3)组织新的强化再诱导方案,VDLP 或 AE 方案[Ara-C 200～400mg/d×(7～10)日,VP-16 100mg/d×5 日],完全缓解率亦可达 60%。

总之,联合化疗是目前临床上治疗白血病最常用的手段,其完全缓解率可达 60%～90%,但由于:①化疗的作用是全身性的,有很大毒性,无限制增加化疗的剂量及强度仍不能消灭残留白血病细胞,这是复发的根源,所以残留白血病细胞的检测与清除是提高疗效的重要途径。②耐药性白血病的出现也是化疗的主要障碍之一。原发耐药的发生机制可能与药物传输机制异常有关,使药物摄入减少,降低药物活化,细胞代谢及修复机制改变。今后应对耐药的患者找出其耐药机制,应用相应的药物(如环孢素)阻断其耐药。

五、综合治疗

对急性白血病的综合治疗,除联合化疗外,还包括骨髓移植及生物反应调节剂的应用。

(一)骨髓移植

骨髓移植(BMT)包括异基因骨髓移植(Allo-BMT)和自体骨髓移植(Auto-BMT),在治疗复发与难治性白血病、清除微量残留白血病、治愈白血病中有一定的作用,特别是异基因骨髓移植。

(二)生物反应调节剂

生物反应调节剂可通过改善患者的免疫反应,加速骨髓再生,补充血细胞及杀伤白血病细胞等作用进行抗白血病治疗,包括免疫治疗和细胞因子治疗。目前,临床上在急性白血病化疗后应用粒细胞集落刺激因子(G-CSF)和粒-巨噬细胞集落刺激因子(GM-CSF)取得较好效果,应用后可以明显缩短骨髓抑制期和粒细胞缺乏期，减少感染发生率及发热天数，使强化疗更为安全。文献报道，GM-CSF还可提高Ara-C对ANLL祖细胞的杀伤，与化疗药物联合应用有助于提高化疗的疗效。但多数人认为细胞因子的应用对急性白血病的缓解及患者的寿命延长均无更好的效果，且可能诱发髓系恶性细胞增殖，故不宜用于ANLL白血病的治疗。

使用方法：GM-CSF每天6～12μg/kg，皮下注射×(7～10)日。G-CSF每天5～10μg/kg，皮下注射，一般于给药3～4日后出现白细胞上升的第一个高峰，7～8日后出现第二个高峰，此时可出现幼稚粒细胞，以后白细胞再缓慢下降达稳定水平。

不良反应：发热、潮红、皮疹和肌肉骨骼疼痛。GM-CSF用量每天＞16μg/kg时还可出现静脉炎、毛细血管渗出增加、出血、肾衰竭及血栓形成等，而G-CSF除可引起骨痛和发热外，几乎无其他不良反应。

第二章　慢性白血病

第一节　慢性粒细胞白血病

全世界慢性粒细胞白血病(CML)的发病率不一,澳大利亚最高,为2.3/10万;美国、日本、哥伦比亚及加拿大其次,为(1.2～1.3)/10万。我国于1986—1988年间调查的615万人中,CML年发病率为0.36/10万,其发病率随年龄增长而逐步上升。50～59岁形成一发病小高峰,各年龄组中男性均高于女性。

一、诊断要点

(1)脾大。

(2)外周血白细胞＞30×10^9/L,不成熟粒细胞占比＞10%,原始粒细胞占比＜10%。

(3)外周血淋巴细胞占比＜10%。

(4)骨髓粒细胞系统增生,以中间阶段细胞为主,原始粒细胞＋早幼粒细胞占比＜10%,嗜碱性粒细胞增多。

(5)中性粒细胞碱性磷酸酶积分降低或消失。

(6)Ph染色体[t(9;22)]阳性和(或)*bcr-abl*融合基因阳性。

凡符合上述6项中的4项或以上者,诊断可成立。

二、病理分型

(一)Ph^+ CML

大多数CML属此型。除有典型的临床症状外,尚有Ph染色体,即t(9;22)染色体异常。基因分析发现,其9号染色体q34区带的癌基因*c-abl*移位至22号染色体的断裂点丛集区，组成 *c-abl*/bcr 复合体，与本病的发生有关。

（二）Ph^- CML

多见于 60 岁以上男性，易有贫血及血小板降低，无 t(9;22) 染色体异常，脾脏不大或轻度肿大，通常白细胞计数<50×10^9/L，嗜碱性粒细胞多，容易发生急性变，对治疗反应差，预后不良。婴幼儿型（年龄<3 岁）者 HbF 升高，HbA_2 降低。

（三）慢性中性粒细胞白血病（CNL）

此型是 CML 的变异型还是一种独立疾病，目前还有争议。多见于 60 岁以上人群。骨髓及周围血中白细胞增多以成熟中性粒细胞为主，无嗜酸性及嗜碱性粒细胞增多，中性粒细胞碱性磷酸酶积分>300，Ph 染色体阴性。

（四）慢性嗜酸性粒细胞白血病（CEL）

临床上较少见，也有人认为系 CML 的变异型。其特征为骨髓及周围血中嗜酸性粒细胞明显增多（>60%），有不成熟的嗜酸性粒细胞及原始细胞，Ph 染色体多为阴性。

三、临床分期

（一）慢性期

1.临床表现

无症状或有低热、乏力、多汗、体重减轻等。

2.血象

白细胞计数增高，主要为中性中幼、晚幼和杆状粒细胞，原始细胞（Ⅰ型+Ⅱ型）<5%～10%，嗜酸性和嗜碱性粒细胞增多。

3.骨髓象增生

明显活跃至极度活跃，以粒细胞系增生为主，中、晚幼粒细胞和杆状核粒细胞增多，原始细胞（Ⅰ型+Ⅱ型）≤10%。

4.染色体

Ph 染色体阳性。

5.CFU-GM 培养

集落或集簇较正常明显增加。

（二）加速期

(1)不明原因的发热、贫血、出血加重或骨骼疼痛。

(2)脾脏进行性肿大。

(3)非药物性血小板进行性降低或增高。

(4)原始细胞(Ⅰ型+Ⅱ型)在血中和(或)骨髓中>10%。

(5)外周血嗜碱性粒细胞>20%。

(6)骨髓中有显著的胶原纤维增生。

(7)出现 Ph 染色体以外的其他染色体异常。

(8)用治疗 CML 慢性期的药物治疗无效。

(9)CFU-GM 培养增殖和分化缺陷,集簇增多。

具备上述 9 项中 2 项者,考虑为加速期。

(三)急变期

(1)原始细胞(Ⅰ型+Ⅱ型)或原始淋巴细胞+幼稚淋巴细胞,原始单核细胞+幼稚单核细胞在外周血或骨髓中>20%。

(2)外周血中原始粒细胞+早幼粒细胞≥30%。

(3)骨髓中原始粒细胞+早幼粒细胞>50%。

(4)有髓外原始细胞浸润或白血病瘤块形成。

具备上述之一者就可诊断为急变期。

四、治疗原则

(1)CML 慢性期多用单药治疗。也有人主张在患者脾不大,白细胞<40×10^9/L 且增长不快时,不必急于用药。但多数人认为一旦诊断 CML 即开始化疗为宜,使白细胞控制在<10×10^9/L。

(2)加速期及急变期 CML 不宜再采用慢性期的药物治疗。急变期应按急性白血病进行联合化疗。

(3)如果条件允许,在慢性期应考虑进行干扰素或异基因骨髓移植治疗。

(4)CML 的治疗目的是达到基因缓解,或至少延长慢性期,提高生存质量。

五、单药化疗

1.白消安(BUS)

为烷化剂,1953 年起就开始用于 CML 的慢性期治疗,有肯定的疗效。用药量根据患者白细胞数量的多少而调整,常用口服剂量为 2~8mg/d。一般于用药 7~14 日后白细胞开始下降,血象逐渐恢复正常,脾缩小,骨髓象及中性粒细胞碱性磷酸酶恢复正常，达到骨髓缓解。此时可逐渐减少BUS用量至停用。由于BUS在体内排泄速度较慢，易在体内蓄积，在停用后一段时间内血象可能继续下降。其不良反应是皮肤黑色素沉着、肺纤维化及骨髓纤维化，其最大缺点是无法防止急变，不能使Ph染色体减少。

2.羟基脲(HU)

是一种核糖核苷二磷酸还原酶，能间接抑制DNA合成，是S期特异性药物，能使白细胞迅速下降，对CML慢性期及加速期均有效。无体内积蓄作用。常用剂量为1～4g/d，分2～3次口服，白细胞降至10×10^{9}/L时停用；或视白细胞数量而减量。由于HU治疗CML的急变率比BUS低，对BUS耐药的病例改用此药仍有效，且5年生存率为82%，较BUS为高(BUS为21%)，故有人提出今后羟基脲(HU)应为治疗CML的首选药。HU不良反应较少，但仅能使CML达到血液学缓解，不能防止急变，亦不能减少Ph染色体。

3.STI571

化学成分为2-苯胺嘧啶，是一种强酪氨酸激酶抑制剂。其作用机制是选择性阻遏ATP与abl激酶结合，从而有效抑制bcr/abl激酶底物中酪氨酸残基的磷酸化，使酪氨酸激酶失活，进而阻止一系列的细胞内信号传递。STI571对用α-干扰素治疗失败的完全缓解率(CR)可达33%～100%，可使部分患者Ph^{+}细胞下降到35%以下或为0。

4.其他

靛玉红或甲异靛是我国研究首创，用于治疗CML慢性期的新药。每日用量为75～300mg，分次服用。不良反应为腹泻及骨关节疼痛。国外还用6-MP、马法兰、苯丁酸氮芥、二溴甘露醇等单药治疗CML，疗效均不及HU及BUS。

六、联合化疗

20世纪80年代后，联合化疗治疗CML慢性期的报道日益增多，将BUS+6-MP合用或HU+6-MP，BUS+VCR+6-MP+PDN均认为较单一用药的效果快，但不良反应(主要是肝功受损)也大，联合化疗对CML的生存期并无明显延长，无优越性。CML急变期时需用联合化疗，视急变的细胞类型采用不同的方案。如急淋变用VP方案(VCR+PDN)或VAP方案(再加阿霉素)，缓解率可达55%～60%。急粒变的疗效常不满意，这是因为CML患者长期化疗后产生内源性耐药，正常干细胞群减少的影响。常用的方案是DA方案或DAT方案及VEAGP方案

(即 VCR＋CTX＋Ara-C＋6-TG 或 6-MP＋泼尼松)，剂量均较治疗急性白血病的为小。

七、综合治疗

1.重组干扰素 α(IFNα)

治疗 CML 慢性期较为有效，约可使 70％患者获血液学缓解，30％～40％患者获遗传学缓解(Ph 染色体消失或减少)，10％～20％患者获生物学缓解(无 bcr 基因重排或 RT-PCR bcr/abl mRNA 阴转)，患者生存期(72 个月)明显长于用 BUS 或 HU 治疗(为 52 个月)。用法为 300～600 万单位皮下注射，每周 3 次，持续 1～2 年。常见的不良反应为流感样症状，发热伴全身肌肉、关节酸痛，可用镇痛退热剂减轻，偶见的其他不良反应为免疫性溶血、血小板减少或甲状腺炎、体重下降、心律不齐等。IFNα 对 CML 的治疗机制尚不十分清楚，可能是抑制造血细胞增殖或纠正造血干细胞的黏附功能，使之归附于骨髓基质层。

2.骨髓移植或造血干细胞移植

目前认为骨髓移植是唯一根治 CML 的方法。约可使半数以上患者达到遗传学或基因缓解，5 年生存率达 60％以上。用大剂量放疗与化疗以清除患者的白血病细胞，再输入骨髓或造血干细胞使其造血功能重建，其来源可用自身骨髓或外周血干细胞、同基因骨髓或异基因骨髓。

采用骨髓移植后，仍有 20％～30％患者会有复发，20％～30％患者死于骨髓移植相关的合并症(移植物抗宿主病及间质性肺炎等)。故采用骨髓移植是需要具备一定的条件和决心的。

第二节　慢性淋巴细胞白血病

慢性淋巴细胞白血病(CLL)平均发病年龄为 50 岁，高峰在 60～80 岁，其发生率随年龄而增加。在欧美各国的发病率较高，80 岁年龄组每 10 万人口每年发生 20 例。亚洲国家的发病率仅为美国和其他西方国家的 10％。男性与女性比约为 2∶1。近年来，我国 CLL 似有增加的趋势，但无统计资料。北京协和医院 1952—1981 年的资料统计，CLL 仅占白血病的 3.2％。

一、诊断要点

(1)临床可有疲乏、消瘦、低热、贫血或出血表现,亦可有淋巴结、肝脾大。

(2)外周血白细胞>10×10^9/L,成熟淋巴细胞占比≥50%,成熟淋巴细胞绝对值>5×10^9/L,持续增高时间≥3个月。

(3)骨髓增生活跃,成熟淋巴细胞占比≥40%。

(4)可除外其他引起淋巴细胞增多的疾患(如病毒感染、传染性单核细胞增多症、结核病等)和淋巴瘤合并白血病,幼淋细胞白血病。

二、病理分型

CLL绝大多数起源于B淋巴细胞,仅少数属T淋巴细胞。

三、临床分期

(1)1981年巴黎国际CLL工作会议的分期标准(Binet分期),普及于欧洲各国。

A期:淋巴组织累及颈、腋窝、腹股沟淋巴结和肝、脾5个区域中的0~2个区域。

B期:淋巴组织累及3~5个区域。

C期:有淋巴组织累及(不论数多少)及贫血(Hb<100g/L)和(或)血小板减少(<100×10^9/L)。

(2)Rai分期标准(1975年),普遍用于美国。

0期:外周血淋巴细胞绝对计数≥15×10^9/L,骨髓中淋巴细胞占比≥40%。

Ⅰ期:0期+淋巴结肿大。

Ⅱ期:0期+肝和(或)脾大。

Ⅲ期:0期+贫血(Hb<110g/L)。

Ⅳ期:0期+血小板减少(<100×10^9/L)。

目前Binet分期法及Rai分期均在我国临床广泛应用。

四、治疗原则

(1)以烷化剂治疗为主,在 Binet A 期或 Rai 0 期患者,如病程进展缓慢可不治疗。因为烷化剂早期治疗患者的生存期并不延长,而伴随出现第二肿瘤的危险性升高。对暂不治疗的患者应定期随访。Rai Ⅲ期～Ⅳ期及 BinetB、C 期一旦确诊立即治疗。

(2)CLL 病情变化较多,治疗应个体化。

五、单药化疗

1.苯丁酸氮芥

用法多样,一般为 0.1～0.2mg/kg,每日口服,持续至血象恢复正常后用维持量或间断应用,也可用大剂量冲击治疗,即 0.4mg/kg,每周 1 次,或苯丁酸氮芥 6mg+泼尼松 30mg,口服×6 周。

2.环磷酰胺(CTX)

单用 CTX 治疗效果较差。CTX 多与 VCR(每周 2mg)及泼尼松(40mg/d×7 日)组合成 COP 方案(CTX 100mg/d×7 日)应用。

3.其他新药

阿糖腺苷的衍生物磷酸氟代阿糖腺苷(25～30mg/m^2,静脉注射×5 日,每 4 周 1 次)及腺苷类药物 Cladribine 及脱氧助间霉素、Pentostatin 等[4～5mg/(m^2 · w)]。均在临床观察使用中。

六、联合化疗

联合化疗对 CLL 治疗并不优于苯丁酸氮芥,常用的有 COP 方案或 CAP 方案(CTX+Ara-C+PDN)等。

七、综合治疗

(1)CLL 合并 Coombs 征阳性的自身免疫性贫血或血小板减少,采用皮质类固醇激素治疗。一般用泼尼松 60～100mg/d,如 3～4 周内无效,应在 1～2 周内将药物逐步停用。换用CTX(100mg/d)或其他免疫抑制剂。

(2)放疗,对肿大淋巴结或脾脏局部照射,可减轻肿瘤负荷及脾功能亢进的作用,但目前已少用。

(3)对有低丙种球蛋白血症的CLL患者,静脉注射大剂量免疫球蛋白,可显著减少轻度至中度感染的发生。

(4)干扰素α对50%～70%早期CLL患者可减少淋巴细胞数,提高血清免疫球蛋白水平,改善辅助T细胞和抑制T细胞的比例。

第三节　毛细胞白血病

毛细胞白血病(HCL)为病因不明的一种恶性淋巴细胞增殖性疾病,其细胞表面免疫学标志属B淋巴细胞系,介于中、晚期淋巴细胞和前浆细胞之间,具有全B细胞的抗原。以往认为HCL很少见,仅占白血病细胞的2%,近年来有增多趋势,具体数字不详。

一、诊断要点

(1)临床多有贫血、发热及脾大。

(2)全血细胞减少。

(3)周围血及骨髓中可见毛细胞,在相差显微镜及电镜中可见细长的毛发状胞浆突起。

(4)95%的毛细胞酸性磷酸酶染色呈阳性,且不受酒石酸抑制。

二、病理分型

国外根据临床及毛细胞形态分为普通型(Ⅰ型)和变异型(Ⅱ型),后者常有白细胞增高,分类中性粒细胞及单核细胞不减少,形态学中毛状突起较Ⅰ型者短而宽,少数为球状突起,细胞体积不及Ⅰ型者大。

三、临床分期

第1期:Hb＞120g/L＋脾大≤10cm或Hb 85～120g/L＋脾大＜4cm。

第 2 期：Hb＞120g/L＋脾大≥10cm 或 Hb 85～120g/L＋脾大 4～10cm。

第 3 期：Hb 85～120g/L＋脾大≥10cm 或 Hb＜85g/L＋脾大＞4cm。

四、治疗原则

(1)发现毛细胞白血病后应立即进行治疗。

(2)患者白细胞低，应积极预防感染的发生。

(3)全血细胞减少及出血、感染患者应考虑切脾治疗。

五、单药化疗

脱氧助间型霉素(DCF)是一种腺苷脱氨酶抑制剂，治疗 HCL 的有效率可达 95%，约 50%可获完全缓解。用法为 4～5mg/m^2，静脉注射，每 2 周 1 次，以后可逐渐延长用药间隔，每 4 周 1 次，一般疗程为 4 个月。

六、联合化疗

HCL 血象常为全血细胞性贫血，不宜用联合化疗。

七、综合治疗

1.脾切除

已被广泛用于治疗 HCL，可去除大量毛细胞及解除脾功能亢进，使血象改善。

2.生物反应调节剂

主要是干扰素 α(IFN-α)。国外于 1984 年开始应用，能抑制毛细胞的增殖和促进粒、巨核系细胞增殖成熟，对 HCL 的有效率为 70%～90%，约 10%患者可达完全缓解。在脾切除失败的患者亦可再用 IFN-α，用量为 300 万 U，隔天皮下注射，逐渐增加为 600 万单位隔天一次。疗程为 6 个月，以后减量维持治疗 2～3 年，以免复发。IFN-α 最常见的不良反应是流感样症状，多于最初用药阶段出现，以后可逐渐消失。

第三章　鼻咽癌

鼻咽癌(NPC)是指发生于鼻咽腔顶部和侧壁的恶性肿瘤,是我国高发恶性肿瘤之一,发病率为耳鼻咽喉恶性肿瘤之首。在头颈部肿瘤中,它具有最高的远处转移倾向。常见临床症状为鼻塞、涕中带血、耳闷堵感、听力下降、复视及头痛等。鼻咽癌大多对放疗具有中度敏感性,放疗是鼻咽癌的首选治疗方法。但对较高分化癌,病程较晚以及放疗后复发的病例,手术切除和化疗亦属于不可缺少的手段。

一、鼻咽癌的诊断和分期

(一)流行病学及病因

1.地理和时间分布

鼻咽癌是具有独特流行病学特点和生物学行为的恶性肿瘤,全球每年新发病例约8万例。其发病具有明显地区差异,在世界范围内,好发于以下地区人群:①中国华南及东南亚地区,特别是中国南方的广东省是全世界最高发区,发病率高达20/10万以上。②加拿大西部及美国阿拉斯加州的因纽特人。③非洲北部及西北部的一些国家,如阿尔及利亚、摩洛哥等。除此以外世界绝大多数地区,包括欧洲、美洲、大洋洲,鼻咽癌发病率均较低,低于1/10万。鼻咽癌在我国的分布同样具有明显的地区性,总的趋势是北部和西部低,南部和东部高,其中广东、广西、海南、福建、湖南、江西为鼻咽癌高发区,广东省发病率最高,甘肃省最低。

世界大多数国家鼻咽癌发病率,无论是高发区还是低发区多年来虽有波动,但总体一直相对较稳定。如中国广东省内鼻咽癌高发区四会、中山地区20年来发病率波动不大。但有报道1980—1999年香港鼻咽癌的发病率无论男女均逐渐降低,20年间男性下降了29%,女性下降了30%,并认为是生活习惯的改变导致发病率下降。

2.人群分布

世界三大人种中,蒙古人种为鼻咽癌的高发人群,包括中国华南地区及东南亚地区的中国人、泰国人及北美洲的因纽特人。黑种人次之，而白种人发病率最低。高发区的人群移居到低发区后仍保持较高的发病率。世界各地鼻咽癌发病率一般都是男多于女，男女性别比为2∶1～10∶1，40岁以下两性发病差别不明显，40岁以上差别明显。在高发区和低发区，鼻咽癌发病高峰年龄分布是不同的，高发区鼻咽癌的发病一般在30岁以上明显上升，40～59岁达到高峰，以后逐渐降低，而在低发区一般有两个高峰，10～19岁和50～59岁。在全世界鼻咽癌患者群中，均有家族聚集现象的报道。

3.发病因素

鼻咽癌的发病因素包括以下几点：①遗传易感性：鼻咽癌的发生与遗传因素密切相关，具有某些基因的遗传易感性。具有鼻咽癌家族史者，其发生鼻咽癌危险明显高于正常人。连锁分析表明人类白细胞抗原（HLA）、谷胱甘肽转移酶M1（GSTM1）和编码细胞色素P4502E1酶基因（*CYP2E1*）可能是鼻咽癌的遗传易感基因，这两个基因与大多数病例的鼻咽癌发生有关。某肿瘤防治中心2002年利用人类基因组22条常染色体的382个多态性微卫星标记对广州方言的鼻咽癌高发家系进行全基因组扫描，把鼻咽癌易感基因定位在4p15.1-q12的14CM区域。②EB病毒感染：EB病毒在人群中感染广泛，95%以上的成年人存在该病毒的抗体，EB病毒抗原分为两类：病毒潜伏感染时表达的抗原（EB病毒核抗原和潜伏膜蛋白）和病毒增生感染相关抗原（EB病毒早期抗原和晚期抗原如EB病毒壳体抗原、EBV膜抗原）。EB病毒与鼻咽癌密切相关，在各种不同类型的鼻咽癌组织中均存在EB病毒的DNA和EB病毒基因产物的表达，且患者血清中VCA-IgA、EA-IgA抗体滴度都比正常人和其他肿瘤明显增高，且抗体水平随着病情变化而变化。③环境因素：研究发现N-亚硝基化合物、芳香烃、微量元素及不良嗜好与鼻咽癌发生有一定关系。流行病学研究表明，吸烟与鼻咽癌发病显著相关，吸烟年龄越早，患鼻咽癌风险越大。

（二）鼻咽解剖

鼻咽位于颅底和软腭之间，连接鼻腔和口咽。鼻咽腔的垂直径和横径各为3～4cm，前后径为2～3cm。鼻咽腔由前、顶、后、底壁及侧壁组成。其前壁为鼻中隔及两侧后鼻孔，顶壁由部分蝶骨体及枕骨底部组成，后壁为第1、第2颈椎，顶后壁的黏膜下有丰富的淋巴组织，形成咽扁桃体。底壁由软腭背面及其后缘与后壁之间的咽峡组成。侧壁包括咽鼓管前区、咽鼓管区及咽鼓管后区，咽鼓管区有咽鼓管咽口，其边缘的前、上、后方隆起称为咽鼓管圆枕。咽鼓管后区，顶、后、侧壁交界处为咽隐窝，鼻咽癌常发生于此处。

鼻咽淋巴管网丰富，通常的引流途径为：①鼻咽后壁淋巴引流，有两个流向，注入咽后淋巴结或直接引流至颈内静脉淋巴结。②鼻咽侧壁淋巴引流，向上至颈内动静脉出颅处淋巴结或乳突尖淋巴结，向下至颈内静脉链前组淋巴结。

（三）临床表现

鼻咽位置深在，与周围组织关系密切而复杂。因此，鼻咽癌临床表现多样，常无明显特异性，易被忽略。

1.原发癌的临床表现

(1)涕血：超过70%的患者有此症状，用力回吸鼻腔或鼻咽分泌物时，由于软腭背面与肿瘤表面摩擦，肿瘤表面血管破裂所致。一般为血丝或陈旧性小血块，鼻咽部肿瘤伴有大块坏死、脱落或深大溃疡可出现大出血。

(2)鼻塞：由于肿瘤增大阻塞或侵入后鼻孔和鼻腔，引起进行性加重的单侧或双侧鼻塞，原发灶位于顶前壁时易出现双侧对称性鼻塞，而肿瘤位于侧壁时，鼻塞出现较晚，且多为一侧性。

(3)耳鸣或听力下降：位于鼻咽侧壁肿瘤引起咽鼓管通气及内耳淋巴循环障碍，造成鼓室负压所致。查体可见鼓膜内陷或充血，听力检测表现为传导性听力障碍，易误诊为中耳炎，给予抽吸中耳积液治疗，抽液后症状可暂时改善，短期内又反复出现。

(4)头痛：以单侧颞顶枕部或枕部的持续性疼痛为主，其原因主要为肿瘤压迫、侵犯颅内、脑神经或颅底骨质，颈部淋巴结肿块压迫颈内静脉导致回流障碍，引起神经血管反射性疼痛，也可是感染或肿瘤侵及筋膜、鼻窦、血管所致。以颅底骨质破坏或脑神经受侵时的头痛症状最严重，放疗或化疗后可缓解。对于治疗后患者再次出现头痛，应注意是否复发，如鼻咽腔无肿物而有持续头痛，应检查是否有颅底复发。

(5)眼部症状：肿瘤直接侵犯眼眶或侵犯压迫第Ⅱ、第Ⅲ、第Ⅳ、第Ⅴ、第Ⅵ对脑神经可出现眼部症状，常见的有复视、眼球活动障碍、视物障碍、突眼等。眼底检查可见视神经乳头萎缩或水肿。

(6)脑神经症状：鼻咽癌在向周围浸润过程中可使脑神经受压迫或受侵犯而出现相应的症状和体征。脑神经损害部位主要发生在脑神经离颅部位，而非中枢性损害，最常见的受损神经是三叉神经、外展神经、舌咽神经和舌下神经。如三叉神经受损会出现面部麻木，是鼻咽癌前组脑神经受损发生率最高的症状。肿瘤侵及破裂孔向海绵窦发展，首先出现第Ⅵ对脑神经麻痹，其次为第Ⅲ、第Ⅴ、第Ⅳ、第Ⅱ对脑神经麻痹(海绵窦综合征)。当肿瘤向上侵犯第Ⅲ、第Ⅳ、第Ⅴ、第Ⅵ对脑神经会出现复视、眼球活动障碍或固定、上睑下垂，多伴有头痛（眶上裂综合征），如还加上第Ⅱ对脑神经受损则为眶尖综合征。

2.颈部淋巴结转移的临床表现

鼻咽癌初诊时以颈部淋巴结肿大为首发症状者达40%～50%。其典型的转移部位是颈深上组的淋巴结，转移多是由上而下循序性的，发生跳跃性转移较少，很少转移到颌下和颏下，其发生率少于2%。颈部淋巴结转移一般无明显临床症状，如肿块巨大，侵透包膜并与周围软组织粘连固定，则会引发血管神经受压疼痛表现。临床上，无诱因下出现无痛性颈部淋巴结肿大，特别是抗感染治疗后未消退或消退后又增大，应高度注意鼻咽癌。

3.远处转移的临床表现

鼻咽癌血行转移发生率高，占初治患者的6%～15%。转移早期多无明显临床症状，当肿瘤发展到一定程度可出现一系列全身症状，如不明原因的发热、乏力、食欲减退、进行性消瘦等，这些症状多不典型，常未引起注意。转移部位以骨、肺、肝最常见，且多个器官同时发生转移为多。骨转移以扁骨高发，如椎体、肋骨、骶髂骨等，骨转移瘤生长至一定程度后可刺激感觉神经末梢或破坏骨质而出现局部疼痛，表现为局部持续且部位固定不变的疼痛和压痛。如骨转移发生在承重骨或靠近关节处，可造成局部活动受限。体检时出现疼痛部位压痛明显。肺、纵隔转移早期常无症状，有症状多为咳嗽、咳血丝痰和胸痛，如肿瘤位于肺中央或伴肺门淋巴结转移，咳嗽、气促等症状出现较早。如肿瘤侵犯胸膜可出现剧烈的胸痛。肝转移为肝区疼痛、肝大等，影响肝功能后可出现皮肤黄染、食欲下降等症状，病情发展较快，预后较差。

（四）病理学

鼻咽黏膜上皮主要由鳞状上皮、假复层纤毛柱状上皮和移行上皮构成。鼻咽癌是指由被覆鼻咽腔表面的上皮或鼻咽隐窝上皮发生的上皮恶性肿瘤。按照2005年世界卫生组织（WHO）分类标准，鼻咽癌分为三型。

1.非角化型癌（ICD-O）

可进一步分为以下两型。①分化型：癌细胞呈复层排列，似膀胱移行细胞癌。细胞界限清楚，但间桥不明显，间或有角化细胞。②未分化型：癌细胞排列呈巢状，细胞体积较大，边界不清。核圆形或卵圆形。这两种亚型肿瘤的临床表现、生物学行为、疗效和预后无明显差异。

2.角化型鳞状细胞癌（ICD-O）

光镜下可见明显鳞状分化特征如细胞间桥、角化形成等，依据分化程度分为高、中、低分化，以高分化常见。肿瘤主要呈巢状，细胞界限清楚，间桥明显。角化型鳞癌还可发生在鼻咽部非角化型癌放疗后，多年后在原发部位重新出现的肿瘤。与非角化型癌相比，角化型鳞癌局部生长浸润性更占优势（76% *vs*. 55%）而颈部淋巴结的转移率则较非角化型癌明显低（29% *vs*. 70%）。有研究显示，角化型鳞癌对放疗的敏感性较低，预后也较非角化型癌更差。

3.基底细胞样鳞状细胞癌（ICD-O）

是新增加的一个鼻咽癌亚型，头颈部的其他部位如下咽部、喉及气管更为常见。该型最少见，发病率不到0.2%。曾有文献报道6例鼻咽部基底细胞样鳞癌，与头颈部其他部位的基底细胞样鳞癌比较，表现出较低的侵袭性生长的特性，4例检测了EB病毒，3例亚裔患者均呈阳性反应。

（五）诊断及鉴别诊断

1.诊断

（1）病史：有涕血、鼻塞、耳鸣、头痛、颈部肿块或来自鼻咽癌高发区均应作鼻咽镜检查及影像学检查。

（2）专科检查：除五官检查外，注意颈部检查，最常见颈部淋巴结转移部位为颈深上淋巴结，其次为颈后淋巴结。还需要注意12对脑神经的检查，其中以三叉神经、外展神经、舌下神经和舌咽神经受累多见。间接鼻咽镜检查是诊断鼻咽癌的最基本检查，长期鼻塞、耳鸣与涕血者均需检查。光导纤维鼻咽镜可发现鼻咽部形态改变及黏膜的细微病变，并可采集病理标本。

（3）影像学检查

1）CT/MRI：鼻咽癌局部肿瘤侵犯范围评价主要依赖CT或MRI检查，文献报道MRI对鼻咽癌的诊断价值高于CT，主要表现在鉴别鼻窦肿瘤侵犯与阻塞性炎症，鉴别咽后淋巴结转移与肿瘤直接侵犯咽旁间隙等方面，目前鼻咽癌的影像学诊断首选MRI检查。对局限于鼻咽内早期肿瘤的敏感性达100%，特异性和准确性达到95%。MRI能清晰显示鼻咽癌侵犯周围的邻近结构。磁共振波谱分析可在活体状态下探测人体组织代谢物浓度，能够在形态改变之前检测到N-乙酰天冬氨酸、胆碱与肌酸等代谢物浓度的变化，可用于放射性脑损伤的诊断。在鼻咽癌原发灶、转移淋巴结定性诊断方面有较大的研究价值。监测鼻咽癌患者病灶内的胆碱量，可推测肿瘤的生物活性，如出现胆碱峰，提示肿瘤细胞膜合成活跃，是诊断恶性病变的依据。如病灶内出现乳酸，则提示细胞的有氧代谢不能有效进行，是无氧酵解，组织出现缺氧状态。

2）PET/CT：对肿瘤诊断具有高灵敏性、高特异性及高准确性。有助于早期发现远处转移灶，确定鼻咽癌的生物靶区，鉴别肿瘤治疗后的复发、残存或治疗后的改变并评估肿瘤预后。在放疗后残留或复发灶由于肿瘤细胞的高代谢表现为放射性物质高浓聚，在纤维化瘢痕则为低浓聚。有学者分析了 PET 和 MRI 对于鼻咽癌残留、复发诊断的相关文献，认为 PET 较 MRI 更有利于检出残留或复发肿瘤，敏感性为 PET 95%、MRI 78%，特异性为 PET 90%、MRI 为 76%。PET 可利用不同示踪剂测量肿瘤细胞的增殖、乏氧状态，生长因子受体表达及凋亡等，预测肿瘤的放射敏感性及预后。有学者对 62 例鼻咽癌患者进行 PET 检查发现最大标准化摄取值[SUVs(max)]低的鼻咽癌患者 5 年生存率和无病生存率明显高于 SUVs(max)的患者。PET 还可用于检测常规检查手段无法发现的远处转移，有报道 PET 发现远处转移灶的敏感性、特异性和准确性分别为 100%、90.1%和 91.6%。

3)放射性核素骨显像：用于骨转移的诊断灵敏度高，可在骨转移症状出现前 3 个月或 X 线片检出骨破坏前 3～6 个月有放射性浓集表现。但在临床中要注意假阳性和假阴性的情况，对于曾经有骨外伤史者，要结合病史及体格检查。

4)B 超：主要用于颈部或腹部检查。对于颈部淋巴结可通过多普勒彩超检查，可根据有无血流、高血流或低血流及其分布，判定是否属于转移淋巴结。还可了解放疗前后颈内、颈外动脉及颈总动脉狭窄程度，用于评价放疗后血管损伤。

(4)血清学检查：鼻咽癌患者常有 VCA-IgA、EA-IgA 效价增高，EBV-DNA 拷贝数增加，VCA-IgA、EA-IgA 可用作鼻咽癌早期诊断的标志物，VCA-IgA 抗体滴度随分期增加有增高的趋势，可作为高危人群的筛选指标和预后观察指标。有研究发现 VCA-IgA 阳性人群中鼻咽癌检出率为阴性人群的 40 倍以上。在鼻咽癌症状出现前 4～46 个月 VCA-IgA 抗体可呈阳性。鼻咽癌活检组织及患者血液中均存在 EBV-DNA，有研究发现 96%的鼻咽癌患者血浆中可检出 EBV-DNA，正常人群中检出率仅为 7%，且其浓度低。近年来研究发现 EBV-DNA 浓度与肿瘤负荷呈正相关，并且随着肿瘤的进展或消退而变化，放疗后如果患者 EBV-DNA 水平持续较高，则预后不佳。还能够预测肿瘤的复发或转移，用于预后判断。有学者比较了放疗后 1 年内复发或转移患者，发现其 EBV-DNA 平均拷贝数为 41 756 拷贝/毫升，而无瘤存活组为 5 807 拷贝/毫升，两组差异有显著性。同样 Ma 对 57 例鼻咽癌患者进行血浆 EBV-DNA 的浓度检测和 PET、MRI 检查，发现血浆 EBV-DNA 的浓度同 T、N 分期及 SUV 摄取率有关，可反映鼻咽癌患者的瘤负荷。血浆 EBV-DNA 的浓度还可反映治疗的效果，Chan 对 31 例Ⅲ、Ⅳ期鼻咽癌患者采用新辅助化疗＋同步放化疗治疗，随访 33.7 个月发现有 6 例远处转移，3 例局部复发，这 9 例治疗失败患者中有 8 例血浆 EBV-DNA 的浓度升高，其余无治疗失败患者没有升高。

(5)病理学检查:无论是初诊治疗还是疗后复发再治疗,治疗前都必须有病理证实。活检部位首选鼻咽,只有在原发灶无法取得明确病理诊断后才考虑颈部淋巴结检查。颈部淋巴结活检尽量选取单个能完整切除的。

2.鉴别诊断

(1)鼻咽慢性炎症增生性病变:多为鼻咽顶后壁软组织增厚隆起,黏膜多光滑,可伴有充血,鼻咽部炎症较严重时可出现淋巴滤泡增生导致鼻咽表面凹凸不平,一般无头痛及颈部淋巴结肿大。

(2)恶性淋巴瘤:起源于鼻咽或颈部淋巴瘤,临床可见鼻咽或颈部肿物。常伴有全身症状和体征,少见头痛及脑神经受损症状,与鼻咽癌难以区别,需做鼻咽活检鉴别。

(3)鼻咽结核:可伴有溃疡或坏死,常伴有乏力、盗汗等全身症状,多无头痛及脑神经受损症状。特别要注意是否癌与结核并存。

(4)鼻咽纤维血管瘤:该病以青少年多见,男性明显多于女性,临床表现为鼻咽反复出血及鼻塞,常无淋巴结肿大。鼻咽镜下肿物表面先滑,黏膜呈红色或深红色,可向鼻腔及颅内发展,引起头痛及脑神经受损症状,多无淋巴结肿大。活检要慎重,以免引起大出血。

(5)脊索瘤:是起源于残存脊索组织的肿瘤,多见于蝶骨体、垂体窝、斜坡。当突入鼻咽腔或侵入咽旁间隙,鼻咽可见黏膜下肿物隆起,患者有明显头痛、脑神经麻痹及颅底骨质破坏。

3.临床分期

TNM分期是目前国际通用的恶性肿瘤分期系统,用于评估肿瘤侵犯的范围,是恶性肿瘤的主要预后评价指标。1959年天津分期是国内第一个鼻咽癌分期标准,以后经历了1965年上海分期、1979年长沙分期和1992年福州分期。目前国内最新分期为2008分期,欧美国家采用UICC/AJCC分期标准,目前鼻咽癌最新UICC/AJCC分期为第七版分期。

(六)鼻咽癌分期

1.鼻咽癌2008分期

T分期

T_1:局限于鼻咽;

T_2:侵犯鼻腔、口咽、咽旁间隙;

T_3:侵犯颅底、翼内肌;

T_4:侵犯脑神经、鼻窦、翼外肌及以外的咀嚼肌间隙、颅内(海绵窦、脑膜等)。

N 分期

N_0：影像学及体检无淋巴结转移证据；

N_{1a}：咽后淋巴结转移；

N_{1b}：单侧Ⅰb、Ⅱ、Ⅲ、Ⅴa 区淋巴结转移且直径≤3cm；

N_2：双侧Ⅰb、Ⅱ、Ⅲ、Ⅴa 区淋巴结转移，或直径＞3cm，或淋巴结包膜外侵犯；

N_3：Ⅳ、Ⅴb 区淋巴结转移。

M 分期

M_0：无远处转移；

M_1：有远处转移(包括颈部以下的淋巴结转移)。

临床分期

Ⅰ期：$T_1N_0M_0$；

Ⅱ期：$T_1N_{1a\sim1b}M_0$，$T_2N_{0\sim1b}M_0$；

Ⅲ期：$T_{1\sim2}N_2M_0$，$T_3N_{0\sim2}M_0$；

Ⅳa 期：$T_{1\sim3}N_3M_0$，$T_4N_{0\sim3}M_0$；

Ⅳb 期：任何 T、N 和 M_1。

MRI 颈部转移淋巴结诊断标准：

(1)横断面图像上淋巴结最小径≥10mm。

(2)中央坏死，或环形强化。

(3)同一高危区域≥3 个淋巴结，其中一个最大横断面的最小径≥8mm(高危区定义：N_0 者，Ⅱ区；N＋者，转移淋巴结所在区的下一区)。

(4)淋巴结包膜外侵犯(征象包括淋巴结边缘不规则强化；周围脂肪间隙部分或全部消失；淋巴结相互融合)。

(5)咽后淋巴结：最大横断面的最小径≥5mm。

2008 分期修订要点：①咽旁间隙侵犯包括茎突前间隙、茎突后间隙均归为 T_2 期。②T 分期简化，去除颈椎前软组织、软腭、翼腭窝、眼眶及颈椎等。③脑神经侵犯为 T_4。④咀嚼肌间隙代替颞下窝。⑤咽后淋巴结归为 N_{1a}。

2.美国癌症联合委员会(AJCC)TNM 分期系统(2010 年第七版)

T 分期

T_1：局限于鼻咽腔内，或肿瘤侵犯口咽和(或)鼻腔但无咽旁间隙受侵；

T_2：肿瘤侵犯咽旁间隙；

T_3：肿瘤侵犯颅底骨质和(或)鼻窦；

T_4：肿瘤侵及颅内和(或)脑神经、下咽、眼眶或颞下窝或咀嚼肌间隙。

N分期

N_0：无区域淋巴结转移；

N_1：锁骨上窝以上单侧颈部淋巴结转移，最大直径≤6cm；或单/双侧咽后淋巴结转移，最大直径≤6cm；

N_2：锁骨上窝以上双侧颈部淋巴结转移，最大直径≤6cm；

N_{3a}：颈部转移淋巴结的最大直径>6cm；

N_{3b}：锁骨上窝淋巴结转移M分期。

M分期

M_0：无远处转移；

M_1：有远处转移。

临床分期

Ⅰ期：$T_1N_0M_0$；

Ⅱ期：$T_{1\sim2}N_1M_0$；$T_2N_{0\sim1}M_0$；

Ⅲ期：$T_{1\sim3}N_2M_0$，$T_3N_{0\sim2}M_0$；

ⅣA期：$T_4N_{0\sim2}M_0$；

ⅣB期：$T_{1\sim4}N_3M_0$；

ⅣC期：$T_{1\sim4}N_{0\sim3}M_1$。

修订要点：①将肿瘤侵犯口咽和(或)鼻腔且无咽旁间隙侵犯由原来T_{2a}期改为T_1。②咽旁侵犯归为T_2期简化。③咽后淋巴结归为N_1期。该分期的优点是将咽后淋巴结做了明确归属，但该分期中颞下窝和咀嚼肌间隙概念依然并存。

二、鼻咽癌的综合治疗原则

放疗是鼻咽癌最主要治疗方法，随着对鼻咽癌生物学行为的不断加深了解和放疗技术的进步，鼻咽癌疗效不断提高，早期鼻咽癌(Ⅰ、Ⅱ期)患者5年生存率已达到76%～90%。但晚期(Ⅲ、Ⅳ期)患者单纯放疗5年生存率仅为20%～50%。近年来，中晚期鼻咽癌的综合治疗越来越引起重视，可提高局部控制率，并降低远处转移率，从而改善预后。

(一)放疗原则

鼻咽癌的治疗根据分期不同采用不同的治疗原则：$T_1N_0M_0$患者，行单纯放疗；T_1、$N_{1\sim3}$，$T_{2\sim4}$、$N_{0\sim3}$患者，采用顺铂或尼妥珠单抗配合原发灶或受侵淋巴结放疗,剂量≥70Gy。放疗后采用顺铂和氟尿嘧啶化疗,每 4 周重复 1 次,连用 3 个周期。颈部仍有残留,可考虑行颈清扫。M_1 期患者采用以铂类为基础的联合化疗,如果临床完全缓解,可考虑行原发灶或颈部根治性放疗或化疗/放疗。

鼻咽癌放疗范围包括鼻咽原发灶、邻近可能侵犯的区域、鼻咽淋巴引流区域。鼻咽周围均为重要器官,如大脑、脑干、脊髓、晶状体等。放射野设计及摆位均应精确,尽量减少周围正常组织损伤。三维适形放疗是放疗新技术,使鼻咽癌治疗范围更加准确,改善靶区的剂量分布,进一步提高靶区照射剂量,进而提高肿瘤的局部控制率,同时减少靶区周围正常组织的受照剂量,减少放射并发症,提高患者的生活质量。但三维适形放疗在鼻咽癌治疗方面又有一定的局限性,对靶区立体形状不规则,咽旁间隙广泛侵犯,咽后淋巴结和上颈深淋巴结转移,病灶包绕脑干、颈髓、肿瘤压迫眼球、腮腺等重要器官时难以同时获得既能很好的适形又能保护重要组织的满意的剂量分布。调强适形放疗是在三维适形治疗基础上发展起来的新技术,剂量分布与靶区形态一致,并采用逆向放疗计划,使靶区内剂量能按处方剂量要求分布,进一步减少了肿瘤邻近正常组织器官照射剂量,提高了放疗效益比、肿瘤局部控制率及生存率,更有利于保护正常组织器官的功能。

放射反应可分为早期放射毒性和后期毒性。早期放射毒性为治疗开始后 90 天内发生的急性反应,常见的是急性腮腺区肿胀,一般放疗开始后 1～3 天发生,原因是腮腺照射后水肿充血,腮腺导管引流不畅。通常无须处理,发热可采用抗炎治疗。口腔、口咽黏膜毒性,多发生于照射剂量为 20～30Gy 时,当放化综合治疗时,毒性反应时间可能会提前,且严重程度增加。一般采用对症处理。耳毒性如耳膜穿孔、流液等,可局部清洗及抗炎处理。后期毒性指放射开始后 90 日后发生的慢性反应。常见的有口干燥症,临床表现为口干,严重者影响咀嚼、吞咽和语言功能。主要是唾液腺受到照射所致。龋齿为射线损伤牙釉质、放射致牙龈萎缩等引发。颞颌关节损伤主要为颞颌关节和咬肌受到高剂量照射造成损伤导致纤维化引起,临床表现为张口困难、张口疼痛。放射性脑病,与脑组织受到高剂量照射有关,病变多发生于双侧颞叶。

(二)放化综合治疗

鼻咽癌是一种对化疗相对敏感的肿瘤,局部晚期的治疗选择应以综合治疗为主,其方式主要是放、化疗的联合,联合方式包括新辅助化疗,同步放、化疗和辅助化疗。化疗和放疗结合具有以下优点:可通过作用于不同的靶点,与放疗在空间上起协同作用;杀灭亚临床转移灶,可降低远处转移率;可将肿瘤细胞阻滞在放疗敏感期,起到放疗增敏作用。放化疗根据放疗和化疗时间的不同可分为新辅助化疗、同期放化疗和辅助化疗。

1.新辅助化疗

又称诱导化疗。其优点在于:①放疗前肿瘤的血供良好,有利于化疗药物作用于肿瘤部位。②放疗前患者一般情况良好,对化疗有良好的耐受性及敏感性。③减少肿瘤负荷,增强放疗的敏感性。④联合化疗可能杀灭远处转移灶或亚临床灶,从而提高患者生存率。但其不利之处是造成放疗延迟,一般状况的下降还可加速肿瘤细胞再增殖,从而影响放疗疗效。大部分文献报道诱导化疗方案一般为含铂类药物的多药联合,治疗2~3个疗程,鼻咽肿瘤消退通常出现在化疗后1~2周。目前,有关鼻咽癌诱导化疗同单纯化疗比较的临床试验中诱导化疗均未能提高总生存率。第一个大规模多中心Ⅲ期临床研究是国际鼻咽癌研究组于1989采用顺铂、博来霉素和表柔比星(表阿霉素)治疗3个周期后加上放疗与单纯放疗比较,其中新辅助化疗+放疗171例,单纯放疗组168例;中位随诊时间49个月;与单纯放疗比较,新辅助化疗提高了患者的无病生存率($P<0.01$),但未能提高总生存率,而治疗相关毒性的致死率却达8%。亚太地区临床肿瘤协会鼻咽癌研究组共有东南亚6个治疗中心参加研究,化疗方案为顺铂和表柔比星,共2~3个疗程,入组病例数为334例(Ho氏分期:T_3、$N_{2\sim3}$或淋巴结≥3cm),其中新辅助化疗组和单纯放疗组各167例;中位随诊时间30个月;与单纯放疗比较,新辅助化疗未能提高3年无病生存率(48% *vs*. 42%,$P=0.45$)和3年总生存率(78% *vs*. 71%,$P=0.57$);但在完成了全部治疗并可评价治疗反应的286例患者(新辅助化疗134例,单纯放疗152例)中,3年无病生存率有提高的趋势(58% *vs*. 46%,$P=0.053$),而3年总生存率差异无统计学意义;进一步对49例颈部淋巴结>6cm患者的分析显示,新辅助化疗提高了3年无病生存率(63% *vs*. 28%,$P=0.026$),总生存率有提高的趋势(73% *vs*. 37%,$P=0.057$)。2001年Ma采用2~3周期的顺铂、博来霉素、氟尿嘧啶新辅助化疗,显示两组5年无瘤生存率分别为59%和49%($P=0.05$),化疗组局部控制率提高(82% *vs*. 74%,$P=0.04$),两组总生存率无统计学差异。有学者对亚太鼻咽癌研究组中香港玛丽医院的179例患者的长期疗效进行分析,其中92例为诱导化疗+放疗组,87例为单纯放疗组,中位随诊为70个月,新辅助化疗组和单纯放疗组比较,无复发生存率、无远处转移、生存率和总生存率差异均无统计学意义。80例局部晚期鼻咽癌前瞻性随机对照研究结果显示,新辅助化疗组采用顺铂+氟尿嘧啶进行2个周期化疗,平均随访时间49个月,观察到总生存率和无病生存率有升高趋势,但差异仍无统计学意义。对亚太鼻咽癌研究组和Ma的数据进行分析,发现新辅助化疗组5年无瘤生存率明显提高为50.9%,而放疗组为

42.7%(P=0.014),新辅助化疗组5年局部区域失败率和远处转移率下降了18.3%和13.3%,两组总生存率差异无统计学意义。总之,新辅助化疗虽然对鼻咽癌取得了较高的缓解率,可提高局部控制率和无病生存率,但在远期疗效方面,绝大多数研究并没有显示总生存获益。

2.同期放化疗

同期放化疗是指在放疗的同时使用化疗,其应用的理论依据在于:①化疗药物的细胞毒作用可使肿瘤缩小,改善血供及肿瘤乏氧情况。②化疗使肿瘤细胞同步化,增加肿瘤的放射敏感性。③化疗干扰肿瘤细胞亚致死损伤及潜在致死性损伤的修复,与放疗起协同作用。④化疗可直接杀灭肿瘤细胞。在单纯采用同期放化疗的前瞻性临床研究中,顺铂具有独特的放疗增敏作用,而且常规剂量对骨髓抑制作用较低,其毒性与放疗毒性不相叠加,故顺铂被认为是目前相对较好的同期放化疗的药物之一。同期放化疗与单纯放疗疗效对比结果显示,入组患者共284例(均为Ⅲ、Ⅳ期患者),其中同期放化疗组141例,单纯放疗组143例,同期放化疗组的化疗方案为放疗第1、第5周采用PF方案(DDP 20mg/m^2,5-FU 400mg/m^2,96小时持续灌注)化疗。全组中位随诊时间为65个月,结果显示单纯放疗组有46.2%肿瘤复发,而同期放化疗组仅为26.2%,同期放化疗组5年无进展生存率和总生存率明显高于单纯放疗组(分别为71.6% *vs.* 53.0%,P=0.0012和72.3% *vs.* 54.2%,P=0.0022)。有报道采用奥沙利铂每周方案行同步放化疗取得较好的疗效,2年总生存率同期放化疗组为100%,单纯放疗组为77%(P=0.01),2年无转移生存率分别为92%和80%(P=0.02),2年无复发生存率为96%和83%(P=0.02)。有学者对10个临床随机研究共2450例患者进行Meta分析显示同期放化疗对局部晚期鼻咽癌有5年生存获益达到20%。同样有学者报道了来自8个随机研究试验共1753例鼻咽癌化疗+放疗同单纯放疗比较的Meta分析结果,发现同期放化疗可使总生存和无病生存获益。有学者对6个随机临床研究进行Meta分析显示,同期化疗加放疗较单纯放疗提高了局部晚期鼻咽癌的生存率。因此,基于上述明确的临床证据,同期放化疗已成为局部晚期鼻咽癌的标准治疗模式。

3.辅助化疗

辅助化疗是在放疗后进行的化疗。理论上其作用是杀灭放疗后局部区域残留的肿瘤细胞及全身亚临床的转移灶,并有可能推迟远处器官发生转移的时间。Rossi等报道了在意大利米兰进行的前瞻性临床研究,将229例Ⅱ～Ⅳ期(Ho氏分期)患者随机分为放疗+辅助化疗组(113例)和单纯放疗组,辅助化疗组在放疗后采用6个疗程VCA(VCR、CTX和ADM)化疗;入组后辅助化疗组有13例未行辅助化疗，24 例接受了 6 个疗程以上化疗，6 例因严重急性毒性反应未完成 6 个疗程化疗。经 4 年随访，放化疗组与单纯放疗组的 4 年无瘤生存率分别为 57.7% *vs.* 55.8%(P=0.45)，4 年总生存率分别为 58.5% *vs.* 67.3%(P=0.13)，差异无统计学意义。Chi 等进行了Ⅲ期临床试验，将 157 例鼻咽癌患者随机分为辅助化疗组和单纯放疗组，化疗采用 DDP($20mg/m^2$)、5-FU($2200mg/m^2$)和四氢叶酸($120mg/m^2$)24 小时灌注，放疗后每周 1 次，共 9 次，中位随诊 49.5 个月，对可供评价的 154 例(辅助化疗组和单纯放疗组各 77 例)患者的分析显示，两组的 5 年局部无复发生存率(54.4% *vs.* 49.5%，P=0.38)和总生存率(54.4% *vs.* 60.5%，P=0.5)差异均无统计学意义。以上研究显示单纯辅助化疗对鼻咽癌的局部控制及生存无明显获益，目前临床上已基本不单纯采用辅助化疗治疗局部晚期患者，而多与其他化放疗结合方式相结合。

4.新辅助化疗联合同期放化疗

中国香港 Chan 前瞻性研究显示，使用紫杉醇、卡铂新辅助化疗 2 个周期联合同期放化疗，同期化疗顺铂6～8周(每周顺铂 $40mg/m^2$)治疗 31 例Ⅲ、Ⅳ期鼻咽癌患者，其 2 年总生存率为 91.8%，2 年无进展生存率为 78.5%。Al-Amoro 等对 110 例ⅡB～ⅣB 的鼻咽癌患者使用新辅助化疗(DDP $100mg/m^2$，第 1、第 21 日；表柔比星 $70mg/m^2$，第 1、第 21 日)2 个周期，同步放化疗(DDP $25mg/m^2$，第 1～第 4 日)3 个周期，3 年总生存率、无复发生存率、局部区域控制率、无远处转移生存率，分别是ⅡB 期 89%、78%、88%、89%，Ⅲ期为 71%、70%、89%、74%，ⅣA 期为 68%、49%、61%、77%，ⅣB 期为 70%、45%、60%、69%。最近，中国香港 Hui 报道了诱导化疗联合同期放化疗与同期放化疗疗效比较的随机临床研究，新辅助化疗采用 2 周期，方案为多西他赛 $75mg/m^2$，第 1 日和顺铂 $75mg/m^2$，第 1 日，每 3 周 1 次，接着采用顺铂 $40mg/m^2$ 同期放化疗，共 65 例Ⅲ～ⅣB 期患者，其中 34 例为新辅助化疗联合同期放化疗，31 例为同期放化疗，3 年无进展生存率分别为 88.2%和 59.5%(P=0.12)，3 年总生存率分别为 94.1%和 67.7%(P=0.012)。

5.同期化放疗联合辅助化疗

鼻咽癌放化综合治疗的首次生存获益的报道最早来自于 0099 研究，该前瞻性临床研究由美国西南肿瘤组(SWOG)发起，放疗肿瘤组(RTOG)和东部肿瘤协作组(ECOG)共同参与，采用随机对照方法，将Ⅲ、Ⅳ期(1987AJCC/UICC 分期)患者随机分为同期加辅助化疗组和单纯放疗组，化疗组的化疗方案为：DDP $100mg/m^2$ 于放疗期间的第 1、第 22 和第 43 日静脉注射，放疗结束后改用 DDP $80mg/m^2$ 第 1 日、5-FU 1 000mg/(m^2 · d)第 1～第 4 日为 1 个疗程，每 4 周重复，共 3 个疗程，研究入组总病例数 193 例，其中 147 例（化疗组 78 例，单放组 69 例）可供分析。结果化疗组和单纯放疗组 3 年无进展生存率分别为 69%和 24%（$P<0.001$）；3 年总生存率分别为 78%和 47%（$P<0.005$）。然而，该研究仍存在一些争议，如单纯放疗组疗效较差，该组病例中 1/4 患者为角化型鳞癌，而亚洲流行区鼻咽癌病理类型 90%以上为非角化癌。为解决这一问题，新加坡 Wee 等进行了相似的前瞻性研究，共入组患者 221 例，Ⅲ、Ⅳ期（1997 AJCC/UICC 分期）患者各占 45%和 54%，全部患者病理组织学类型均为 WHO Ⅱ、Ⅲ型；同期化疗方案为 DDP 25mg/m^2，第 1～第 4 日，在放疗开始的第 1、第 4、第 7 周用药；辅助化疗为 DDP 20mg/m^2，第 1～第 4 日，5-FU 1 000mg/m^2，第 1～第 4 日，在第 11、第 15 和第 19 周进行，中位随诊 3.2 年，化疗组与单纯放疗组比较，2 年累计远处转移率减少了 17%（$P=0.0029$），3 年无病生存率提高了 19%（$P=0.0093$），3 年总生存率提高了 15%（$P=0.0061$）。该项研究也证实了 0099 试验的正确性。同样，中国香港 Lee 对 348 例 $T_{1\sim4}N_{2\sim3}M_0$ 患者进行了同期加辅助化疗的多中心前瞻性临床研究（鼻咽癌—9901 试验），同期放化疗组的急性毒性反应的发生率明显高于单纯放疗组（84% *vs*. 53%），其 3 年晚期毒性反应发生率也明显升高（28% *vs*. 13%，$P=0.024$），该研究的中位随诊时间为 2.3 年。同期放化疗组的 3 年无失败生存率明显高于单纯放疗组（72% *vs*. 62%，$P=0.027$），局部区域无失败生存率亦明显高于单纯放疗组（92% *vs*. 82%，$P=0.005$），而两组的无远处转移生存率及总生存率则差异无统计学意义（76% *vs*. 73%，$P=0.47$；78% *vs*. 78%，$P=0.97$）。2008 年 Chen 报道进行同期放化疗联合辅助化疗与单纯放疗疗效比较，平均随访时间 29 个月，结果显示联合化疗组与单纯放疗组相比 2 年总生存率（89.8% *vs*. 79.7%.$P=0.003$）、无失败生存率（84.6% *vs*. 72.5%，$P=0.001$）、无远处失败生存率（86.5% *vs*. 78.7%，$P=0.024$）和无局部区域失败生存率（98.0% *vs*. 91.9%，$P=0.007$）均有明显提高。

（三）分子靶向治疗

随着分子生物学的发展，分子靶向药物越来越多应用于临床。分子靶向治疗是一种全新的肿瘤治疗模式，能够较为特异地阻断肿瘤细胞生长中起关键作用的信号传导通路，从而达到治疗肿瘤的目的。因为分子靶向药物不良反应相对较轻，与放疗结合有更好的耐受性。常见的分子靶向药物有表皮生长因子受体抑制剂、血管内皮生长因子受体抑制剂和小分子酪氨酸激酶抑制剂等。表皮生长因子受体（EGFR）是一种跨膜糖蛋白，其细胞外部分与表皮生长因子（EGF）相结合，可使细胞膜内的酪氨酸激酶活化，从而调节细胞的生长、分化。EGFR 是肿瘤形成和侵袭性生长的主要促进因素,是不良预后的指标。通过报道采用西妥昔单抗联合卡铂用于铂类治疗失败的复发或转移的鼻咽癌患者,有效率为11.7%,稳定率为48.3%,中位生存时间为233天。有学者报道了放疗联合西妥昔单抗对比单纯放疗治疗局部区域晚期头颈部鳞癌的Ⅲ期临床试验,共有424例患者参与研究,单纯放疗组213例,放疗加西妥昔单抗组211例。中位随访54个月,中位控制期分别为24.4个月和14.9个月($P=0.005$),中位生存期分别为49个月和29.3个月($P=0.03$)。研究结果证实放疗联合西妥昔单抗可延长局部控制时间,降低死亡率,且不增加放疗相关的常见毒性反应。国内黄晓东等对137例Ⅲ~Ⅳ期鼻咽癌患者应用抗表皮生长因子受体单克隆抗体联合放疗与单纯放疗比较,其中单放组67例,联合治疗组70例,联合治疗组完全缓解率及有效率均高于单放组,两组差异有统计学意义。与单克隆抗体相关的主要不良反应是发热(4.28%)、血压下降(2.86%)、恶心(1.43%)、头晕(2.86%)、皮疹(1.43%)。

(四)手术治疗

放疗是鼻咽癌主要根治手段,而对于放疗后鼻咽或局部淋巴结残留或复发,且未发生远处转移的鼻咽癌患者,手术治疗是一种重要的挽救治疗方式。Wei报道51例放疗后颈部淋巴结残留或复发的患者采用手术切除,颈部淋巴结控制率为66%,认为手术切除是控制放疗后颈部淋巴结的有效治疗方式。适当的手术治疗可减轻患者再程放疗加重的后遗症,改善患者生活质量。鼻咽癌手术治疗适应证:①放疗后鼻咽部残留或复发,病灶局限。②根治量放疗后颈部淋巴结残留或复发。③分化较高的鼻咽癌,如鳞癌Ⅰ、Ⅱ级、腺癌等。手术禁忌证包括:①肿瘤侵犯颅骨、脑神经。②全身转移。③颈部淋巴结侵犯颈动脉。

(五)热疗

肿瘤热疗是一种通过物理方法将组织加热至能够杀灭癌细胞的温度来治疗肿瘤的方法。热疗与放疗联合应用有以下优点:①对放疗不敏感的S期细胞,对热疗表现为高敏感性。②热疗可通过干扰细胞亚致死损伤或潜在致死损伤的修复来增加放射效应。③乏氧细胞和低pH环境的细胞,对热疗敏感,对放疗抗拒。热疗可用于颈部转移淋巴结的治疗,有研究显示放疗加热疗可提高局部控制率。

(六)中医治疗

中医是祖国传统文化的精髓,其特点是辨证论治,采取个体化治疗。在鼻咽癌治疗过程中,配合中医药治疗,可以减轻放化疗毒副反应,提高放疗和化疗疗效,还可以促进身体恢复,提高机体免疫功能,抑制和缓解肿瘤的发展,提高患者生活质量,延长生存时间。

三、鼻咽癌的化疗和靶向治疗

在流行区，绝大多数NPC(70%～99%)为低分化或未分化非角化癌。与其他黏膜部位发生的头颈癌相比，这一组织学特征以及解剖学中丰富的淋巴网是导致其局部及远处转移率较高的主要原因。鼻咽癌对放疗非常敏感，单纯放疗Ⅰ期和Ⅱ期的患者有很高的治愈率。但是，对于局部晚期的Ⅲ期和Ⅳ期的患者，单纯放疗局部复发和远处转移效率仍然很高。有学者报道了1996年至2000年中国香港2070例单纯放疗(90%使用二维技术)的回顾性分析显示：Ⅰ～Ⅱ期NPC和Ⅲ～ⅣB期NPC的5年OS分别为85%和66%，而5年D-FFR在Ⅰ期为93%，Ⅳ期仅67%。局部控制改善的同时远处转移控制率也得到明显提高(D-FFR 82% *vs.* 71%；$P<0.001$)，Ⅲ～Ⅳ期患者有25%的远处转移发生率。

总体上，20%～30%局限性NPC在常规治疗后会发生局部或远处转移。远处转移的风险与淋巴结分期和分区直接相关。综合治疗中化疗的加入以及最近调强放疗(IMRT)的广泛应用使得局部晚期NPC的局控率，得到很大提高，因此目前主要的复发方式为远处转移，加入有效的全身治疗非常必要。

鼻咽癌对化疗敏感，化疗联合放疗能提高肿瘤的局部控制率，降低远处转移风险。放疗后复发的鼻咽癌患者经过全身治疗后仍然有较高的治愈率。全身化疗在鼻咽癌综合治疗中的地位也变得越来越重要。

(一)局部晚期鼻咽癌的化疗和靶向治疗

鼻咽附近有很多重要的器官，周围正常组织对放疗耐受性有限，联合化疗能增强肿瘤对放疗的敏感性，且毒性不叠加。一方面，同期化放疗可以减低局部放疗剂量和减少致残手术的应用，降低治疗的远期并发症；另一方面，放化疗可以减低吞咽功能受限等并发症。此外，放化疗还可以减少微转移，提高疾病控制率。

1.同期放化疗在局部晚期鼻咽癌治疗的价值

很多临床研究显示，在鼻咽癌中含顺铂(DDP)方案的化疗疗效优于不含DDP方案。Kish等提出的DDP联合氟尿嘧啶(5-FU)方案在一组进展期头颈癌中获得了90%的有效率，随即成为头颈部癌治疗的金标准。Alkourainy等在随后的鼻咽癌临床试验中，应用减量的DDP联合5-FU方案也取得了75%的有效率，其中50%完全缓解。类似的治疗复发转移的鼻咽癌结果先后在东方国家被报道。

19世纪70年已经发现DDP对放疗有增敏作用。在RTOG临床试验中，放疗同期进行DDP化疗治疗头颈癌的总有效率达到了76%，在包括鼻咽癌的非角化型鳞癌患者中完全缓解率达98%。该项研究促进了RTOG 8117临床试验的开展，入组27例Ⅲ～Ⅳ期的鼻咽癌患者，通过标准放疗联合DDP化疗（100mg/m^2，第1日，每3周，共3个疗程），所有的患者均完成放疗（>64.5Gy），70%的患者完成3个疗程同期化疗，30%的患者完成2个疗程同期化疗。24例（89%）患者达到完全缓解，其中未分化型的完全缓解率为100%。和RTOG试验中78例单纯接受放疗的患者相比，26例Ⅳ期患者DFS，OS以及远处转移率提高，为进一步开展放化疗和放疗随机对照的Ⅲ期临床试验奠定了基础。

2.未来的研究方向

（1）多药联合对比双药联合新辅助化疗序贯同期放化疗：头颈鳞癌临床研究表明多药诱导化疗优于标准的PF双药化疗。多项NPC的临床研究也表明，在新辅助化疗中多药方案可能优于标准的两药方案。高远处转移风险的患者需要更强烈的化疗支持上述研究结论。然而，这些研究中大多数是小样本的Ⅱ期临床研究，还需要大样本的随机对照临床研究来比较多药联合还是双药联合更合理。中国台湾和新加坡研究组目前正在开展应用多药诱导化疗后序贯化放疗的Ⅲ期临床研究，中国台湾的MEPFL方案：丝裂霉素（MMC）、表柔比星（EPI）、铂类、5-FU、CF；新加坡的GPC方案：吉西他滨（GEM）、紫杉醇（PTX）、卡铂（CBP）。

（2）放疗同期使用生物和分子靶向药物治疗的价值：临床前的研究显示重组腺病毒*P53*基因转导能修复肿瘤细胞的*P53*功能，并且在体内外均能增加NPC细胞的放射敏感性。在头颈鳞癌中已经初步证明了使用腺病毒治疗的可行性、耐受性和潜在的疗效。在中国开展的一项小样本的随机临床研究，比较了重组腺病毒*P53*联合放疗（试验组）与单纯放疗（对照组）治疗NPC的疗效，试验组共42例患者，对照组40例患者。试验组患者接受瘤内注射重组腺病毒*P53*，每个肿瘤剂量为1×10^{12}病毒颗粒/mL，每周1次（在星期五），共8周，通过鼻咽内镜引导或超声引导下颈部淋巴结注射。两组患者肿瘤的放疗剂量均为70Gy。重组腺病毒注射液的不良反应轻微，试验组81%的患者出现了短暂而轻微的发热。放疗结束后2个月，试验组的完全缓解率是对照组的2.73倍（66.7% *vs*. 24.4%，$P=0.01$）。随访6年后，5年局部失败率差异有统计学意义（2.7% *vs*. 28%，$P=0.002$），但总生存、DFS和远处转移率差异无统计学意义。

NPC常常过表达EGFR、COX-2、VEGF和iNOS，一些针对这些分子标志的靶向治疗药物已经进入临床研究阶段。西妥昔单抗是针对EGFR受体的单克隆抗体，与放疗合用能提高头颈鳞癌的生存率。一项研究显示西妥昔单抗能抑制NPC细胞株HK1和HONE-1的生长。随后，CUHK研究组开展了一项西妥昔单抗联合 DDP 与 IMRT 同期治疗局部晚期 NPC 的Ⅱ期临床研究。3 级的黏膜毒性发生率较高,但均为可控。放疗结束后 3 个月的疗效评价显示完全缓解率为 83%,PR 率为 17%。

有学者报道了一项比较人源化的抗 EGFR 单抗(泰欣生,h-R3)联合同期放疗与单用放疗的小样本Ⅱ期临床研究,尽管最初的完全缓解率试验组明显高于对照组,但延长随访时间后的结果表明,两组 3 年局部控制率、远处无转移生存率、总生存率均无统计学差异。

Meta 分析显示在头颈鳞癌中 VEGF 阳性患者比阴性患者 2 年死亡风险高 2 倍。NPC 中,VEGF 通过诱导血管生成在淋巴结转移中有着重要作用。67%的 NPC 患者有 VEGF 的过表达,VEGF 的过表达与高复发率、淋巴结阳性、生存率低有关。最近,Druzgal 等在头颈癌中开展了一项初步研究,分析了治疗前后血管生成因子血清水平作为治疗结果标志物的变化。中位随访 37 个月后发现,治疗后 VEGF 下降的患者较治疗后 VEGF 继续升高的患者更有可能保持无疾病状态。在这项研究中包含了 7%的 NPC 患者。RTOG 组织正在开展一项贝伐单抗与化放疗同期进行的Ⅱ期临床研究。

3.结论

越来越多的临床研究正在不同地区开展,这些研究的患者选择标准、具体给药方案和治疗终点都不尽相同。化疗与放疗同期进行能改善 NPC 的疗效和生存结果。放疗技术的提高和 IMRT 的引进同样也改善了 NPC 的局部控制、减少了并发症。随着新药的出现以及新的靶点药物的深入研究,相信将进一步提高治疗效果。

(二)新辅助化疗在鼻咽癌中的价值

1.新辅助化疗的非随机研究

新辅助化疗用于鼻咽癌的首次报道是在 20 世纪 80 年代。1987 年 TANNOCK 等报道,使用 2 个周期 DDP(60mg/m^2)、博来霉素(BLM)和甲氨蝶呤(MTX)联合方案治疗 51 例 NPC 患者的 ORR 高达 75%,但是 3 年 OS 仅为 48%,与单纯放疗的 140 例历史对照并无明显差别($P=0.8$)。但是其他研究中心的结果似乎更好。Khoury 与 Paterson 的回顾性研究中 14 例患者接受 2 个周期以 DDP 为基础诱导化疗,ORR 达到 86%(3 例联合 BLM,11 例联合 5-FU);与 52 例单纯放疗的历史对照相比,生存率显著改善(86% *vs*. 35%,3 年)。其他以 DDP 为基础的化疗方案试验也报道了可观的有效率,如 DDP(100mg/m^2)联合 5-FU,DDP(100mg/m^2)联合 BLM,DDP(60mg/m^2)联合 5-FU、亚叶酸钙、EPI 和 MMC,这些结果进一步证明了含铂方案是 NPC 最有效的化疗方案。

目前在NPC中使用最广泛的新辅助化疗方案为PF方案[DDP 100mg/m^2，5-FU 1 000mg/(m^2·d),5天],每3周为1个周期,共3个周期。一项117例Ⅳ期患者[AJCC分级]的前瞻性研究结果显示,ORR为93%(21%完全缓解和73% PR),6年OS 67%。

GEARA等报道,61例接受上述PF方案诱导化疗的5年OS显著高于单纯放疗组(69% *vs*. 48%,$P=0.012$)。两组之间5年累计发生3级及以上的晚期不良反应发生率相似(5% *vs*. 8%,$P=0.72$)。Hong用类似的方案治疗55例患者,与117例使用单纯放疗历史对照组进行对比,5年OS(71% *vs*. 59%,5年,$P=0.04$)。这两项研究均显示远处转移率明显降低(16%~19% *vs*. 34%,$P<0.019$),但局部控制率的改善并未达到统计学差异($P>0.09$)。

M.D. Anderson癌症中心随后进行了一项研究,多西他赛(80mg/m^2)联合卡铂(AUC=6),新辅助化疗治疗18例$T_{1\sim2}N_{2\sim3}M_0$分期的患者,ORR为89%,但完全缓解率只有11%,中位随访2年时复发率为39%。与之前MDAnderson的其他PF方案结果相比,似乎不太可能优于PF方案。此外,此方案的中性粒细胞减少发生率也较高,3级和4级中性粒细胞减少的发生率分别为21%和51%。

2.总结

目前的证据显示,以足量DDP为基础的新辅助化疗显著改善了肿瘤控制率,在进一步标准同期放化疗的基础上联合新辅助化疗可望进一步改善疗效,这种治疗模式是NPC一项有前景的策略,但是还需要随机对照临床试验来证实。

(三)鼻咽癌的辅助化疗

1.前瞻性的随机对照临床研究

迄今为止,共有两项前瞻性的研究探索了放疗后辅助化疗在NPC中的作用,但是均显示辅助化疗未改善疗效。

第一项研究于1979—1983年在意大利进行,共229例NPC患者被随机分为单用放疗组或放疗序贯6~12个疗程的多柔比星(ADM)+长春新碱(VCT)+环磷酰胺化疗(CTX),70%的患者病理为未分化型组织学类型,采用Ho氏分期系统的患者分期分布为T_2N_0~T_4N_3,两组无复发生存和总生存均相似,两组疾病复发的方式也类似。基于目前已知含铂方案的疗效优于其他研究方案和需要更合理地选择高危患者接受化疗以及同期化放疗的应用,这一研究的结果显然已经不适用于当前的实际情况。此外,该研究的辅助化疗是在放疗结束后65天才开始的。

第二项研究来自中国台湾肿瘤协作组(TCOG),比较了单纯放疗和放疗后序贯每周1疗程共9疗程PF(DDP+5-FU+CF)方案辅助化疗的疗效差别。入组患

者的临床分期为 T_4 或 $N_{2\sim3}$。只有22%的患者按计划完成了9个疗程的辅助化疗，而且随机到辅助化疗组有34%的患者在放疗完成后改变意愿，未接受辅助化疗。这反映放疗完成后辅助化疗依从性差的问题。两组5年OS无统计学差异（辅助化疗组和单纯放疗组分别为54.5%和60.5%，$P=0.5$），中位无复发生生存也无显著性差异（辅助化疗组和单纯放疗组分别为40个月和39个月）。

在中国香港的一项2×2析因设计研究中，入组患者为Ho氏分期为 T_3 或 $N_{2/3}$ 或有颈淋巴结转移（直径≥4cm）但无远处转移。所有患者被随机分为放疗±辅助化疗组和化放疗±辅助化疗组，辅助化疗采用PF方案（DDP+5-FU）和VBM方案（VCR+BLM+MTX）交替共6个疗程。对辅助化疗组（$n=111$ 例）和无辅助化疗组（$n=108$ 例）进行比较发现，两组3年OS分别为80.4%和83.1%，$P=0.69$），3年无失败生存分别为62.5%和65%，$P=0.83$），3年局部复发率分别为19.1%和28.6%（$P=0.15$），3年远处复发率分别为24.7%和19.1%，均无统计学差异。而VBM化疗方案也不是常用的方案，使得对该研究的解读更加复杂。

2.Meta分析和正在进行的研究

在Baujat等进行的一项包含了1753例患者、8项随机对照临床研究的Meta分析中显示：化疗能改善总生存和无事件生存，但是这种获益主要来源于同期化疗，这进一步质疑了辅助化疗在同期化放疗之后治疗局部晚期NPC的价值。为了明确这一点，目前在中山大学正在进行一项比较同期化放疗与同期化放疗后加辅助化疗的临床研究，辅助化疗采用DDP（$80mg/m^2$，第1日）联合5-FU[$800mg/(m^2 \cdot d)$，120小时]方案，每4周1个疗程，共3个疗程。

3.同期化放疗后辅助化疗的挑战与困难

与放疗相比，同期化放疗有着较高的毒性反应，在放疗后期常导致放疗野内明显的局部黏膜炎、皮肤反应以及营养问题，这使得任何计划好的辅助化疗均需延期开始。辅助化疗的毒性大，依从性很差，而这也是许多临床研究在治疗局部晚期NPC时面临的情况，如意大利和TCOG的临床研究。在比较同期化放疗后序贯辅助化疗与单纯放疗的Ⅲ期临床研究中，联合治疗组相当一部分患者无法接受辅助化疗。此外，在鼻咽癌局部复发时行鼻咽病灶切除术或根治性颈清扫术后辅助化疗可能有一定的价值，这种情况在同期化放疗时代相对少见，但在再次放疗毒性风险高的情况下值得考虑。

4.总结

已有的临床证据表明根治性的放疗或同期化放疗后再加上辅助化疗的作用有限，强烈的头颈部放疗后再应用化疗非常困难可能是限制其疗效的部分。使用耐受性好、非细胞毒药物的研究或许可以提高辅助治疗的治疗窗。此外使用生物标志物如血浆 EBV-DNA 拷贝数鉴别出有高危复发风险的患者进一步辅助化疗以降低局部和远处转移的风险是下一步研究的方向。

(四)晚期鼻咽癌的化疗和靶向治疗

20 世纪 70 年代末，科学家们使用化疗治疗复发转移性 SCCHN 时发现 NPC 对化疗相对敏感。在最初的临床研究中，NPC 被归于头颈癌中，但是研究者发现与其他原发部位肿瘤和病理亚型相比，NPC 的有效率更高，PFS 和 OS 更长。之后 NPC 被作为一种独立的亚型设计临床试验。但是至今尚无大样本的随机对照临床研究比较不同方案之间的差别，因此不同方案及治疗方法之间的比较只能通过比较单组的Ⅱ期临床试验来进行。大多数的患者可以通过化疗加或不加放疗取得姑息治疗的效果。少部分患者可以达到长期的疾病控制。

1.化疗

基于 NPC 的新辅助化疗、同期放化疗以及头颈癌的临床试验结果，以铂类为基础的方案是目前研究最多、临床上应用最广泛的方案。目前尚无直接对比不同方案的临床研究。DDP 的单药有效率为 28%，CBP 的单药有效率为 22%。常与其他药物联合组成双药联合方案。三药联合、四药联合的方案并不能明显增加有效率，而且明显增加毒性，因此使用不广泛。目前最常用的方案是铂类与 5-FU 或紫杉类的联合方案。

(1)铂类与氟尿嘧啶类联合方案：DDP 与 5-FU 的联合(PF)方案是目前局部晚期 NPC 根治性治疗中使用最广泛的方案，但是也许是由于其在局限期中使用广泛，而在复发转移性 NPC 中的研究相对较少。在新加坡进行的一项小样本的Ⅱ期临床研究中，24 例未接受过化疗的患者使用 PF 方案(5-FU 1 000mg/m^2，第 1～第 5 日，DDP 100mg/m^2，每 3 周)治疗的总有效率为 66%(16/24)，3 例完全缓解。PFS 为 8 个月，OS 为 11 个月。没有一例治疗相关死亡。最常见的 3、4 级毒性为粒细胞减少，发生率为 41%(10/24)。为了减少 DDP 的毒性，Yeo 等在一项临床研究中将 CBP 替代 DDP。尽管其 ORR 相对较低(38%)，但完全缓解率为 17%(总例数 42 例)，OS 为 17 个月，与之前报道的 PF 方案相似。值得注意的是在一项初诊 NPC 的研究中，比较同期 CBP/DDP 序贯辅助 CBP/DDP＋5-FU 的随机对照Ⅲ期临床研究中，CBP 方案取得了相同的疗效，但是毒性明显降低。因此在姑息治疗中，使用 CBP 替代 DDP 是合理的，特别适用于那些在根治性治疗阶段接受过多程 DDP 方案化疗，有持续肾功能或神经系统毒性，不能控制的恶心、呕吐或听力损害的患者。

(2)以铂类为基础的多药联合方案：由于 NPC 对化疗相对敏感，增加化疗的强度可能进一步提高疗效。许多药物与铂类组合的多药联合方案在 NPC 中进行研究。由于 BLM 没有骨髓毒性，在 PF 的基础上增加 BLM 的 BPF 方案是研究最多的方案之一。但是该方案在欧洲和亚洲的研究结果相差甚远。通过报道的有效率为 79%(19%完全缓解)，但是在 Su 等报道的有效率和完全缓解率则明显低，ORR 为 40%，完全缓解率为 3%。此外，尽管在后一项临床试验中Ⅳ级粒细胞减少的发生率相对低(36%)，但是 12%的患者(3/24)死于感染，而在欧洲临床试验中未观察到毒性相关的死亡。两项研究均未报道总生存的数据。

蒽环类药物(包括 ADM 和 EPI)和烷化剂类药物(如 CTX 和 IFO)在 NPC 中的研究也有报道。Siu 等报道了高强度的五药联合(CTX、ADM、DDP、MTX、BLM，APABLM)方案的Ⅰ/Ⅱ期临床研究结果：在局部复发的患者中，ORR 为 41%(7/17)，在转移性患者中 ORR 为 80%(35/44)。尽管其 OS 的数据令人鼓舞，分别为 16 个月和 14 个月，该方案在骨髓抑制、黏膜炎和乙肝病毒再激活方面的毒性太大，导致 8%的治疗相关死亡，使得后继的临床研究不再进行。

与之相似，在 BPF 或 PF+MMC 的基础上添加 EPI 的四药联合方案中，ORR 分别为 78%(20/26 例)和 52%(23/44 例)。治疗相关的死亡分别为 6%和 9%。尽管在两个方案组都有少数患者得到长期控制，但这些方案都不适于临床常规使用。

(3)以紫杉类为基础的方案：在复发转移性 NPC 中，PTX、DOC 都是治疗 NPC 最有效的药物之一。紫杉类药物的单药 RR 为 22%(5/24 例)，中位有效持续时间为 7.5 个月。由于 PTX 与 DDP 在神经毒性方面有交叉，二项临床研究设计了其与卡铂联合用于复发转移性 NPC 的一线治疗，其 ORR 和 OS 均与 PF 方案相似。Airoldi 等使用 PTX+CBP 三线治疗复发转移性 NPC 患者(12 例)，有效率为 33%，中位 OS 为 9.5 个月。

多西他赛(DOC)是半合成的紫杉类药物，临床前研究中显示，其抗肿瘤活性似乎优于 PTX。在复发转移性 NPC 中其单药有效率未见报道。其第一项临床研究是与 DDP 组成的联合方案，该研究在入组 9 例患者时 2 例有效，但所有患者均出现 3/4 级的白细胞下降，3 例出现了中性粒细胞缺乏性发热，因此被提前关闭，但是毒性仍然是可以控制的。值得注意的是 9 例患者中 8 例是亚裔人。与之相似，Chua 等报道的同一方案治疗中国人群的临床研究也显示了类似的骨髓毒性，在最初入组的 15 例接受 DOC $75mg/m^2$、DDP $75mg/m^2$ 的剂量时，发热性中性粒细胞下降的发生率为 42%，2 例出现了治疗相关性死亡。之后的 4 例患者将多西他赛剂量下调至60mg/m²,无一例出现中性粒细胞缺乏性发热。在这项研究中有效率和生存期均与PF或TC方案相似。在亚裔人群中,DOC的毒性明显高于欧美人群的现象在其他实体瘤中(如NSCLC)也有报道,提示在亚洲和北美或西欧的高加索人群中,在药物代谢方面可能存在差异。在这些研究中,DOC 75mg/m² 单药或与铂类联合一般均可很好耐受。同样在北美的NPC临床研究报道亦显示DOC 75mg/m² 与CBP($AUC=6$)联合方案新辅助化疗治疗进展期NPC也有很好的安全性,其中性粒细胞缺乏性发热的发生率22%,没有一例治疗相关死亡。

以上的数据显示紫杉类与CBP联合作为复发转移性NPC的一线治疗是合理的,与PF相比,该方案的黏膜毒性、手足综合征的毒性较低,因此具有一定的优势。由于很多患者在辅助治疗期间使用过DDP,当与PTX联合时考虑到神经毒性的问题,与CBP的联合更为优先。DOC既可与DDP也可以与CBP进行联合,但是在亚洲,应根据其毒性反应合理调整剂量,特别是对那些不能接受G-CSF支持的患者。由于铂类与氟尿嘧啶或与紫杉醇联合方案的疗效相似,很难再启动随机对照临床研究比较这两种方案的优劣。

(4)吉西他滨(GEM)为基础的方案:GEM是一种广谱、抗代谢类药物,初步的研究显示其单药有很好的活性。GEM与DDP联合的双药联合方案的疗效与其他铂类联合方案相似,并且有很好的安全性。所有这些临床试验中大多数的患者曾经接受过DDP+5-FU,但是既往化疗的线数具有很大差异。Wang等报道GEM/长春瑞宾(NVB)联合方案的有效率为36%(14/39例),完全缓解率为3%(1/39例),PFS为5.6个月,OS为11.9个月。由于其入组患者均为接受DDP的过程中进展的,因此该方案的疗效非常值得关注。

GEM/PTX/CBP三药联合序贯使用5-FU/CF方案一线治疗复发转移性NPC取得了很好的疗效和中位生存,但是三药联合方案的毒性很大,79%的患者因为出现了3/4级白细胞下降而减量或暂停治疗。除此之外,42%的患者出现了3/4级贫血和血小板下降,尽管其疗效令人鼓舞,但是需要应用于高选择性的患者,而且维持治疗的贡献仍不清楚。

与紫杉类药物和氟尿嘧啶类药物相比,GEM最大的优势之一在于其治疗指数。其与DDP联合方案的疗效与其他的铂类双药联合方案相似。尽管Leong等报道的多药联合方案的疗效引人关注,但其毒性也同样值得注意,其疗效应进一步在临床研究中证实。

(5)伊立替康(CPT-11):Poon等2005年报道了一项CPT-11治疗复发转移性NPC的临床试验。28例转移性NPC患者,所有患者均是在含铂或紫杉类方案治疗 3 个月内进展的。接受 6 个疗程 CPT-11(100mg/m^2，第 1、第 8、第 15 日、每 4 周)单药治疗，ORR 为 14%(4/28)，有效持续时间为 5.6～12.2 个月，在报道时中位随访时间 7.5 个月，中位 PFS 为 3.9 个月，中位 OS 为 11.4 个月。但是由于其随访时间较短，其 OS 仍存在疑问。尽管在这些耐药的患者中有效率较低，但疗效持续时间较长，CPT-11 在 NPC 中的价值有待于于进一步研究。

2.长期生存

对于绝大多数患者来说，全身化疗仅能达到短期、姑息性的疗效，但是仍有少数患者可以获得 3～5 年甚至更长的长期疾病控制，而这些长期生存的患者中大多数接受了多学科的综合治疗。通过报道的一系列研究中，长期生存者最常见的转移，部位是骨转移，然后是肺转移。在单纯骨/肺转移的情况下，先进行全身化疗然后对转移的病灶进行放疗或手术切除，有望获得长期生存。有学者评价了 289 例复发转移性 NPC 患者的预后因素，发现生存时间＞5 年的患者有 4 例，所有的患者均是年龄＜40 岁，并有孤立性的胸内病灶。

局部复发的患者可以通过再次放疗和同期化疗进行处理。一部分患者可以达到延长疾病控制时间的目的。通过研究显示同时有局部复发和远处转移的患者往往预后不佳。

由于复发/转移性 NPC 的预后存在很大差异，已经开发出一些预后模型用于指导临床治疗。172 例患者进行预后模型分析的研究结果显示，所有的患者根据 PS 评分、血红蛋白、DFS 和诊断时的转移部位等变量分为好、中、差三个亚组。这一模型将需要在前瞻性对照研究中进一步验证。

3.复发转移性 NPC 的靶向治疗

NPC 通常表达 EGFR，但是其表达强度通常低于其他黏膜来源的头颈鳞癌。EGFR 表达与预后的相关性尚无肯定的结论。西妥昔单抗(C225)是一个人鼠嵌合型单克隆抗体(mAb)，它直接针对 EGFR 的胞外配体结合区域。在体外鼻咽癌细胞株中观察到其单药有明显的抗肿瘤活性，在敏感细胞株中其与 DDP 有相加的抗增殖作用。

4.免疫治疗

在流行区的 NPC 中，通常能检测出 EBV 感染，而且在治疗后血浆中高水平的 EBV-DNA 拷贝数与不良预后显著相关。目前已有充足的证据显示，移植后的增殖性疾病中，细胞毒性 T 淋巴细胞(CTL)作为基础的免疫治疗非常有效，而这些疾病均是 EBV 相关的。因此在 NPC 中，以 EBV 为基础的免疫治疗方法的研究有很多报道，其中有些已经进入了临床前和临床研究阶段。在这些研究方法中，使用自体 EBV 特异的 CTL 过继性免疫治疗是研究最充分的,并且似乎已经观察到了一定的疗效和前景。在两项小样本的临床研究中共入组 20 例患者。两项研究均是采用刺激 EBV 转化的淋巴母细胞株体外扩增 EBV 特异的 CTL。两项临床研究的联合分析显示:16 例有可测量病灶的患者中,2 例完全缓解,3 例 PR,有效持续时间为3～23 个月。除此之外,2 例 SD,其 PFS 分别为 14 个月和 15 个月。仅有的毒性为 3 例患者出现肿瘤部位的 1～2 级炎症反应。初步的疗效提示这种方法非常值得进一步研究。在输注 CTL 前,先通过化疗减少肿瘤的负荷,可能可以进一步提高疗效。此外,这种方法可能也同样适用于那些高危患者根治性治疗后的巩固治疗。目前最佳给药途径还不清楚,还需要进一步优化。联合使用免疫增强剂或 DC 细胞来增强 EBV 的特异免疫反应等方法也在进一步研究之中。

5.小结

目前在复发转移性 NPC 中,细胞毒的化疗仍然是基石。在过去的 5～10 年,紫杉类药物和吉西他滨已经被证明有确切的疗效,并且加入到与铂类、氟尿嘧啶类药物联合方案之中。铂类为基础的双药联合方案通常耐受性良好,并产生较好的临床获益。更为强烈的多药联合化疗方案耐受性较差,除非作为临床试验,不推荐临床常规使用。新的单药化疗可以考虑作为二线或三线治疗用于那些 PS 状态较好的患者。

在不可治愈的 NPC 中,需要进行随机对照临床研究,并且需要根据目前已知的预后因素进行分层。靶向治疗的价值仍然不太清楚,急需在临床前研究结果的基础上设计随机对照临床研究。由于几乎所有的患者均与 EBV 相关,以 EBV 为基础的过继性免疫治疗非常有吸引力,并且已有的有限临床资料初步显示其疗效并且毒性很低,值得进一步探索研究。但是目前该方法仍然非常昂贵,而且在制备方面的技术要求很高,限制了其大规模的临床应用甚至大样本临床研究的开展,因此在国际一流的实验室制定国际标准可能有助于解决这一难题。

第四章　恶性淋巴瘤

恶性淋巴瘤是指淋巴结和(或)结外部位淋巴组织中的淋巴细胞或组织细胞发生的恶性肿瘤。恶性淋巴瘤分为非霍奇金淋巴瘤(NHL)和霍奇金淋巴瘤(HL)。比较两类淋巴瘤的细胞学来源、病变部位、全身症状、染色体易位、治愈的可能性等,提示NHL和HL是两类不同的肿瘤。NHL发病率逐年上升,目前NHL占新发肿瘤的第7位,这部分与HIV流行有关,称为AIDS相关淋巴瘤。NHL不是一种病,而是一类异质性很大的疾病,不同的病理类型具有独特的病理和临床表现,治疗和预后也存在很大差异。

一、病因

恶性淋巴瘤发病的相关因素如下。

1.肿瘤家族史

直系亲属中已患过NHL的人发生NHL的概率高于健康人群的2倍,有其他肿瘤家族史的人发生恶性淋巴瘤的概率升高。

2.感染

病毒或其他病原体感染是恶性淋巴瘤的致病因素。人免疫缺陷病毒(HIV)与侵袭性淋巴瘤发病相关。非洲伯基特淋巴瘤与EB病毒感染关系密切。人类嗜T淋巴细胞病毒Ⅰ型(HTLV-1)与成人的T细胞淋巴瘤及T淋巴细胞白血病的发病密切相关。

3.免疫功能低下

恶性淋巴瘤容易发生于免疫功能低下的人群,具体包括如下几方面。

(1)遗传性免疫缺陷病:如遗传性毛细血管扩张—共济失调症。

(2)非遗传性免疫缺陷病:如器官移植后长期接受免疫抑制剂治疗的患者,获得性免疫缺陷综合征(AIDS),获得性低γ球蛋白血症。

(3)自身免疫性疾病:如风湿性关节炎、系统性红斑狼疮。

(4)接触某些化学药品及放射线:如细胞毒性化疗药、放疗等。

4.环境因素

环境污染是恶性淋巴瘤发病率增加的危险因素。

二、病理

病理学将恶性淋巴瘤分为NHL和HL两大类。根据病变的细胞来源、组织学形态、预后等因素,可将这两类恶性淋巴瘤再分为系列亚类。免疫组织化学和流式细胞仪检查肿瘤细胞表面标志物,有利于深入认识恶性淋巴瘤的细胞来源及病理组织学分类。

NHL:NHL根据细胞来源分为B细胞淋巴瘤和T/NK细胞淋巴瘤两大类。T细胞和B细胞淋巴瘤再分为前体细胞(或淋巴母细胞)淋巴瘤和成熟(外周)细胞淋巴瘤。在WHO分类中,B细胞淋巴瘤有13种,T/NK细胞淋巴瘤有14种。

三、诊断

(一)临床表现

1.淋巴结肿大

(1)表浅淋巴结:约2/3的患者出现表浅淋巴结无痛性肿大。约1/2患者的淋巴结病变位于颈部及锁骨上区域淋巴结。病变淋巴结多为中等硬度,无触痛,一般与皮肤无粘连,可能同时出现多处及多个淋巴结肿大。随着病情进展,多个淋巴结肿大可融合成团,侵犯皮肤,并可能破溃。当表浅淋巴结肿大>1cm,持续存在4~6周,且无感染征象时,就应该进一步检查,如淋巴结活检。当淋巴结肿大出现于咽淋巴环、滑车上淋巴结和肠系膜淋巴结等部位时,常提示为NHL。

(2)纵隔淋巴结:纵隔淋巴结肿大早期一般无症状。肿大淋巴结多位于前纵隔和中纵隔,病灶可能是单个,也可能是多个。X线片或CT扫描检查可发现纵隔分叶状肿块。随着病情的进展,纵隔肿大淋巴结可融合成巨大肿块,并出现上腔静脉压迫综合征,或气管、食管、膈神经压迫的表现。50%~60%NHL患者,约20%HL患者可能出现纵隔淋巴结肿大。NHL出现纵隔淋巴结病变主要见于T细胞性淋巴瘤,其次是B细胞性弥漫性大细胞型淋巴瘤。NHL的纵隔淋巴结肿大常呈离心性分布,而HL的纵隔病变则多为向心性分布。

(3)腹腔及盆腔淋巴结:部分恶性淋巴瘤患者可能出现腹腔及盆腔淋巴结肿

大。腹膜后、肠系膜及盆腔淋巴结受累常见于NHL。当肿大淋巴结未形成明显肿块及压迫梗阻性病变时，患者可能无相应症状，病变多在超声检查时发现。

2.结外器官病变

原发于肝、脾、咽淋巴环、消化道、皮肤、骨、脑等部位的恶性淋巴瘤较少见。恶性淋巴瘤累及肝常为弥漫性病变，少数也可出现局限性占位性病变，临床表现为肝大，肝功能大多无明显异常。脾受累也常为弥漫性病变，少数也可出现局限性占位病变，临床表现为脾大，部分患者可能出现脾功能亢进症状。原发于胃肠道的恶性淋巴瘤，临床表现可能与由其他原因所引起的胃肠占位性病变相似，可能出现腹痛、腹胀、肠梗阻，甚至可能出现肠穿孔或胃肠道出血。原发于中枢神经系统的NHL罕见，但随着AIDS发病率的增高及使用大剂量免疫抑制剂，淋巴瘤逐渐成为较常见的原发性脑瘤部肿之一。

3.全身症状

10%～15%的NHL患者及250%～400%的HL患者可能出现全身症状。最常见的全身症状是低热伴夜间盗汗。恶性淋巴瘤患者出现发热、盗汗或体重减轻大于10%全身症状，称为B症状。其他全身症状包括贫血、全身不适、乏力、皮肤瘙痒、皮疹、体重减轻、免疫功能低下等。10%～20%患者在就诊时即出现贫血，晚期患者常表现为进行性贫血及免疫指标极度低下。少数患者可能出现肿瘤相关性神经系统病变，如坏死性脊髓病、急性脱髓鞘神经炎、感染性多发性神经炎、多发性肌炎等。

（二）特殊检查

1.影像学检查

影像学检查是恶性淋巴瘤诊断及分期检查的重要手段。影像学检查方法包括X线、CT、MRI、超声等检查。X线胸片可观察肺门、纵隔、肺内受累情况。CT、MRI扫描对检查纵隔、腹膜后、肝、脾等深部器官组织的病变有较大的优势。超声检查是了解肝、脾、腹膜后等部位病变的经济实用方法。

2.细胞学检查

针吸细胞学检查对恶性淋巴瘤诊断有参考价值，对某些活检取材困难者有重要的参考价值。然而，该方法因取材量有限，难以做出全面的诊断。

3.组织病理学检查

组织病理学检查是恶性淋巴瘤确诊及分型的可靠方法。淋巴结活检时应注意，多个淋巴结肿大时，选择增大快的、质地坚韧丰满的淋巴结；多个区域淋巴结肿大时，多选颈部、腋下及滑车上区淋巴结，或多区取材活检；尽可能取完整的淋巴结,而不是部分淋巴结送检。组织病理学检查还应进行分型检查。

(三)诊断与分期

1.诊断要点

(1)表浅淋巴结肿大。

(2)影像学检查发现纵隔、腹膜后、盆腔淋巴结肿大或淋巴结外占位性病变。

(3)穿刺细胞学检查发现恶性淋巴瘤细胞。

(4)活检及组织病理学检查证实为恶性淋巴瘤。

恶性淋巴瘤的诊断主要根据上述临床表现、影像学检查、病理学检查的结果。组织病理学检查是确诊恶性淋巴瘤及分型必不可少的方法,推荐行淋巴结活检,并不推荐空心针穿刺活检,除非它是临床情况下唯一安全获取诊断组织的方式。针吸细胞学检查有重要参考价值,最近的研究表明,细针穿刺联合免疫组化和流式细胞术能显著提高诊断的准确性,但诊断滤泡性淋巴瘤或套细胞淋巴瘤,仍只有活检病理才能明确组织亚型,因此应尽可能进行组织病理学检查。恶性淋巴瘤诊断时除确定肿瘤性质外,还应进行临床分期及病理学分型。NHL 尤其应注意进行病理学分型检查。

2.临床分期

(1)分期检查:由于淋巴系统分布于全身各部位,恶性淋巴瘤可能发生于全身各淋巴结及结外器官,因此在分期检查时应强调进行全面检查。常规分期检查的重点是了解肿瘤的部位(淋巴结及结外组织器官)、范围、数目及有无全身症状。由于 HL 和 NHL 的生物学行为及病变范围存在差别,因此,分期检查强调的内容及项目有差别。

(2)临床分期:Ann Arbor 分期系统是目前 HL 的标准临床分期法。该分期系统也用于 NHL 临床分期。然而,由于 NHL 病变多为非局限性病变,该分期只对少数患者的预后及治疗有指导意义,因此 Ann Arbor 分期系统用于 NHL 的实际意义不大。

(3)病理学分型:多数学者认为 NHL 除进行临床分期外,更重要的是应进行组织病理学分型,即按国际工作分类或修订的欧美分类法进行病理学分型。国际工作分类按肿瘤细胞分化程度分为高、中、低度三类。修订的欧美分类法则按细胞的 T、B 细胞来源分类,并再分别分为惰性、侵袭性及高度侵袭性。HL 的病理学分型按 REAL 及 WHO 分类法,分为结节性淋巴细胞为主型霍奇金淋巴瘤及经典型霍奇金淋巴瘤两大类,经典型霍奇金淋巴瘤又分为结节硬化型、混合细胞型、淋巴细胞消减型、富于淋巴细胞经典型霍奇金淋巴瘤 4 种类型。

(四)预后因素

1.NHL 国际预后指数 IPI

NHL 患者的预后不仅与 Ann Arbor 分期有关,更重要的是取决于 IPI。尤其是对于 DLBCL,IPI 决定着患者的完全缓解率和 5 年 DFS。对于 60 岁以下的患者,采用年龄校正的 IPI 系统。

2.HL 预后因素

(1)HL 早期危险因子。包括:大病灶(>7.5cm,≥1/3 胸腔截面),年龄≥50 岁,结外病变(脾累及,Ⅳ期),B 症状,红细胞沉降率(ESR)>50mm/h 或>30mm/h 伴 B 症状,3 个以上病变部位。

(2)HL 进展期霍奇金淋巴瘤的预后评分(IPS)。1998 年,Hasenclever 和 Diehl 创建了一种基于患者多变量分析的霍奇金淋巴瘤预后模型。7 个因素被强调具有预后价值:血清蛋白<4mg/dL,血红蛋白<10.5gm/dL,男性,Ⅳ期,年龄>45 岁,白细胞计数≥15 000/μL,并且淋巴细胞计数<600/μL。预后好:积分 0~3 分;预后差:积分≥4 分。

(五)鉴别诊断

1.感染性淋巴结炎及其他恶性肿瘤淋巴结转移

表浅淋巴结肿大应注意鉴别感染或其他恶性肿瘤淋巴结转移。颈淋巴结肿大时,应注意排除细菌性咽炎、病毒性咽炎、传染性单核细胞增多症、颈弓形虫病等感染性淋巴结炎,排除鼻咽癌、甲状腺癌等恶性肿瘤颈淋巴结转移。锁骨上区淋巴结肿大应排除原发于胸腔及腹腔的感染或恶性肿瘤性病变。左锁骨上淋巴结肿大主要与腹腔病变有关,右锁骨上淋巴结肿大则主要与胸部病变有关。腹股沟淋巴结肿大应注意排除真菌感染性淋巴结炎,排除外生殖器及外阴部恶性肿瘤。

2.其他

恶性淋巴瘤出现淋巴结外病变及全身症状,无明显特异性体征,应注意排除感染及其他恶性肿瘤。例如,原发于胃肠道的恶性淋巴瘤出现胃肠道病变,常在手术后病理学检查时才能确诊。

四、治疗

(一)治疗原则

化疗和放疗是恶性淋巴瘤治疗的主要手段,合理制订综合性治疗方案可能提高治疗效果。为制订恰当的治疗方案,治疗前应明确肿瘤的组织学分型及分期,并根据病情初步分析治疗的目的是根治肿瘤还是缓解症状。选择治疗方案时，还应考虑患者对抗肿瘤治疗的耐受性及可能出现的不良反应。恶性淋巴瘤的化疗多采用联合化疗方案。

（二）治疗方法

1.NHL 治疗

化疗、放疗及分子靶向治疗（抗 CD_{20} 的单克隆抗体，Rituximab，利妥昔单抗，美罗华）是 NHL 的主要治疗方法。放疗主要用于真正早期的局限性病变及分化程度较好的病变，或配合全身化疗用于局部肿块的治疗。对于积极治疗未能达到完全缓解或治疗后复发的 NHL，用解救性化疗方案可能使部分患者达到缓解或部分缓解，但大多生存时间仍短。解救性化疗方案多需提高药物剂量并使用某些新药。自体或异体骨髓移植治疗可用于某些难治或复发的 NHL。

(1)单纯放疗：Ⅰ～Ⅱ期结外（包括胃）黏膜相关淋巴瘤。

(2)放疗为主，配合化疗或分子靶向治疗：Ⅰ～Ⅱ期滤泡性淋巴瘤，Ⅰ～Ⅱ期小淋巴细胞淋巴瘤，Ⅰ～Ⅱ期套细胞淋巴瘤，Ⅰ～Ⅱ期鼻腔 NK/T 细胞淋巴瘤。

(3)综合治疗（化疗联合放疗或分子靶向治疗）：Ⅰ～Ⅱ期弥漫性大 B 细胞淋巴瘤，Ⅰ～Ⅱ期间变性大细胞淋巴瘤，Ⅰ～Ⅱ期原发纵隔 B 细胞淋巴瘤。

(4)化疗或联合分子靶向治疗为主：Ⅲ～Ⅳ期 NHL。

NHL 常用联合化疗方案

1)CHOP 方案：

CTX　750mg/m²，静脉注射，第 1 天；

ADM　50m/m²，静脉注射，第 1 天；

VCR　1.4mg/m²，（不超过 2mg），静脉注射，第 1 天；

PDN　100mg，口服，第 1～5 天；

每 3 周重复。

2)COP 方案：

CTX　400～600mg/m²，静脉注射，第 1 天；

VCR　1.4mg/m²（不超过 2mg），静脉注射，第 1 天；

PDN　100mg，口服，第 1～第 5 天；

每 3 周重复。

3)BACOP 方案：

BLM　10mg/m²，静脉注射，第 15、第 22 天；

ADM　25mg/m²，静脉注射，第 1、第 8 天；

CTX 650mg/m^2,静脉注射,第1、第8天;

VCR 1.4m/m^2,静脉注射,第1、第8天;

PDN 60mg/m^2,口服,第15~第28天;

每4周重复。

4)COMLA方案:

CTX 1 500mg/m^2,静脉注射,第1天;

VCR 1.4mg/m^2,静脉注射,第1、第8、第15天;

MTX 120mg/m^2,静脉注射,第22、第29、第36、第43、第50、第57、第64、第71天;

CF 25mg,口服,每6小时1次,连用4天(MTX用药后24小时开始);

Ara-C 300mg/m^2,静脉注射,第22、第29、第36、第43、第50、第57、第64、第71天;

每91天重复。

5)COPP方案:

CTX 600mg/m^2,静脉注射,第1、第8天;

VCR 1.4mg/m^2,静脉注射,第1、第8天(每次不超过2mg);

PCZ 100mg/m^2,口服,第1~第10天;

PDN 100mg,口服,第1~第5天;

每4周重复。

6)ProMACE/CytaBOM方案

CTX 650mg/m^2,静脉注射,第1天;

ADM 25mg/m^2,静脉注射,第1天;

VP-16 120mg/m^2,静脉注射,第1天;

PDN 60mg/m^2,静脉注射,第1~第14天;

Ara-C 300m/m^2,静脉注射,第8天;

BLM 5mg/m^2,肌内注射,第8天;

VCR 1.4mg/m^2,静脉注射,第8天;

MTX 120mg/m^2,静脉注射,第8天;

CF 25mg口服,每6小时1次,连用4天(MTX用药后24小时开始);

每3周重复。

2.HL治疗

制定HL的治疗方案主要取决于肿瘤的临床分期及有无预后不良因素。

(1)放疗:单纯放疗用于ⅠA、ⅡA期。对于ⅡB～Ⅱ、Ⅲ～Ⅳ期HL患者,放疗用于与化疗的联合治疗。

常用照射野范围如下

1)小斗篷野:双侧颌下、颈部、锁骨上下、腋窝淋巴结。

2)斗篷野:小斗篷野+纵隔+双肺门淋巴结区域。

3)次全淋巴结野:斗篷野+腹主动脉旁淋巴结+脾脏。

4)倒“Y”野:盆腔淋巴结(髂总、双侧髂外、双侧髋内、双侧腹股沟淋巴结)+腹主动脉旁淋巴结+脾脏。

5)受累野(IF):包括受累部位的整个淋巴结区域。

照射剂量如下

1)单纯放疗的照射剂量(一般仅用于结节性淋巴细胞为主型霍奇金淋巴瘤):受累病灶野DT 30～36Gy,25～30Gy。

2)放疗与化疗联合治疗的照射剂量:Ⅰ～Ⅱ期无巨大肿块患者的受累病灶野DT 20～30Gy;ⅠB～ⅡB期、Ⅲ～Ⅳ期或巨大肿块患者的受累病灶野DT 30～36Gy。

(2)化疗:是HL的有效治疗方法,化疗方案首选ABVD。MOPP曾经是HL联合化疗的首选方案,ABVD可有效用于MOPP方案治疗失败的解救治疗。近年研究发现,ABVD与MOPP方案相比,疗效相当,但是远期并发症如不孕、第二原发癌、心脏毒性反应、肺毒性反应等的发生风险明显降低。

HL常用化疗方案

1)ABVD方案:

ADM 25mg/m^2,静脉注射,第1、第15天;

BLM 10mg/m^2,静脉注射,第1、第15天;

VLB 6mg/m^2,静脉注射,第1、第15天;

DTIC 375mg/m^2,静脉注射,第1、第15天;

每4周重复。

2)MOPP方案:

NH_2 6mg/m^2,静脉注射,第1、第8天;

VCR 1.4mg/m^2(最大剂量2mg),静脉注射,第1、第8天;

PCB 100mg/m^2,口服,第1～第14天;

PDN 40m/m^2,口服,第1～第14天(仅第1周期和第4周期);

每4周重复。

3)MOPP/ABVD 交替方案:MOPP 方案与 ABVD 方案各 1 周期交替进行。

4)MOPP/ABV 联合方案:

NH_2　6mg/m^2,静脉注射,第 1 天;

VCR　1.4mg/m^2(最大剂量 2mg),静脉注射,第 1、第 8 天;

PCB　100mg/m^2 口服,第 1~第 7 天;

PDN　40mg/m^2 口服,第 1~第 14 天;

ADM　25mg/m^2 静脉注射,第 8 天;

BLM　10mg/m^2 静脉注射,第 8 天;

VLB　6mg/m^2 静脉注射,第 8 天;

每 4 周重复。

5)BEACOPP 和增加剂量的 BEACOPP 方案*

BLM　10mg/m^2,静脉注射,第 8 天;

VP-16　100(200+)mg/m^2,静脉注射,第 1~第 3 天;

ADM　25(35+)mg/m^2,静脉注射,第 1 天;

CTX　650(1 200~1 250*)mg/m^2,静脉注射,第 1 天;

VCR　1.4mg/m^2(最大 2mg),静脉注射,第 8 天;

PCB　100mg/m^2 口服,第 1~第 7 天;

PDN　40mg/m^2 口服,第 1~第 14 天;

* G-CSF 支持的剂量增加方案

每 3 周重复。

6)Stanford V 方案:

ADM　25mg/m^2,静脉注射,第 1、第 15 天;

VLB　6mg/m^2(年龄≥50 岁者 4mg/m^2),静脉注射,第 1、第 15 天;

NH_2　6mg/m^2,静脉注射,第 1 天;

VCR　1.4mg/m^2(≥50 岁者 1mg/m^2)(最大剂量 2mg),静脉注射,第 8、第 22 天;

BLM　5U/m^2,静脉注射,第 8、第 22 天;

VP-16　60m/m^2,静脉注射,第 15、第 16 天;

PDN　40mg/m^2(第 10 周起,每隔 1 天减少 10mg),口服,隔日 1 次;

每 4 周重复,共 3 周期。该方案化疗与放疗综合治疗。

(3)HL 的治疗方案

1)经典型霍奇金淋巴瘤

Ⅰ~Ⅱ期,无预后不良因素:2~4 周期 ABVD 化疗+放疗(IFRT);

Ⅰ～Ⅱ期，有预后不良因素：4～6周期ABVD化疗＋放疗(IFRT)；

Ⅲ～Ⅳ期，6周期ABVD化疗，有大肿块或残存肿瘤时补充放疗。

2)结节性淋巴细胞为主型霍奇金淋巴瘤

ⅠA～ⅡA：单纯放疗(IFRT)；

ⅠB～ⅡB：综合治疗，化疗±放疗(IFRT)/美罗华±化疗±放疗(IFRT)；

ⅢA～ⅣA：综合治疗，化疗±放疗/美罗华±化疗；

ⅢB～ⅣB：综合治疗，化疗±放疗/美罗华±化疗±放疗。

3.分子靶向治疗

针对恶性细胞的CD_{20}的单克隆抗体(利妥昔单抗，美罗华)，用于治疗低度恶性、CD_{20}^{+}B细胞非霍奇金淋巴瘤。多中心临床研究结果显示，客观缓解率可达48%。标有放射性核素^{90}Y抗CD_{20}单克隆抗体的总有效率为74%，其中完全缓解15%。标有放射性核素^{131}I抗CD_{20}单克隆抗体的总有效率为58%，其中完全缓解21%。以CD_{52}、CD_{22}或HLA-DR抗原为靶点的单克隆抗体用于其相应类型的淋巴细胞的恶性病变治疗。

4.乙型肝炎病毒(HBV)再激活

淋巴瘤化疗和(或)利妥昔单抗治疗中可能发生HBV再激活，导致暴发性肝炎、肝衰竭和死亡。100例中国淋巴瘤患者接受化疗的前瞻性研究中，HbsAg(＋)的患者发生肝炎的风险为67%，而HbsAg(－)的患者仅为14%。NCCN指南推荐对于所有计划接受利妥昔单抗治疗的患者，检测HBsAg和HBcAb，一项或两项均为阳性的患者，行半定量PCR检测HBV-DNA，但HBV-DNA(－)也不能排除HBV再激活的可能。乙型肝炎高发国家和地区，建议免疫治疗、化疗、化学免疫治疗前都应行上述检测。如果有可测量的乙肝病毒负荷(HBV-DNA)，需接受抗乙肝病毒治疗，如果病毒负荷不可测量，HbsAg(＋)的患者需抗病毒治疗，HbcAb(－)的患者可考虑抗病毒治疗，使用拉米夫定、恩替卡韦等。治疗期间每月，以后每3个月监测HBV-DNA。NCCN推荐预防性抗HBV治疗在抗肿瘤治疗结束后至少持续6～12个月。

五、疗效标准与预后因素

1.疗效标准

2007年修改了疗效评价标准，取消了CRu，以PET显示残留病灶，判断为完全缓解或PR。但PET受组织学类型的限制，只有具有可靠的FDG摄取的活性肿瘤才能由 PET 显示。因此修改的标准只适用于弥漫性大 B 细胞淋巴瘤(DLBCL)和 HL,对其他组织类型尚需进一步验证。

2.预后因素

影响恶性淋巴瘤的预后因素包括肿瘤病变范围、组织学类型、细胞分化程度、细胞来源、合并全身症状、免疫功能状态、对化疗及放疗的敏感性等。临床分期是判断 HL 预后的主要指标,病理学分型则是判断 NHL 预后的主要指标。一般而言,HL 的预后明显优于 NHL。

(1)霍奇金淋巴瘤预后因素

1)局限性病变的预后不良因素:巨块病灶,肿块最大径超过胸腔内径的1/3;任何肿块直径＞10cm;红细胞沉降率＞50;病灶部位＞3 个。

2)晚期病变的预后不良因素:血清蛋白＜40g/L;血红蛋白＜105g/L;男性;年龄:≥45 岁;临床分期为Ⅳ期;白细胞增多症,白细胞总数＞15×10^9/L;淋巴细胞减少症,分类＜8%,绝对计数＜0.6×10^9/L。

(2)非霍奇金淋巴瘤预后因素:病理学分型是判断非霍奇金淋巴瘤预后的重要因素,此外临床分期及某些临床表现也具有提示预后的价值。例如,弥漫性大 B 细胞淋巴瘤的预后不良因素:①年龄＞60 岁。②血清 LDH 高于正常值 1 倍。③一般情况评分 2～4。④临床分期为Ⅲ期或Ⅳ期。⑤淋巴结外器官受累多于 1 个部位。

六、随诊

恶性淋巴瘤治疗达完全缓解后仍需长期定期随诊。随诊时间每月 1 次,每 2 个月 1 次,每 3 个月 1 次,各连续 3 次;以后每半年 1 次,连续 7 次;再以后每年 1 次,长期随诊。如在随诊间隔期出现任何不适,应及时就诊。恶性淋巴瘤随诊应仔细进行体格检查,尤其应注意检查表浅淋巴结、肝、脾等部位,并定期进行 X 线及超声等影像学检查,进行血液及免疫功能指标的检查。

第五章　肺癌

原发性支气管肺癌简称肺癌，为当今世界最常见的恶性肿瘤之一，发病率在多数国家仍在升高。目前肺癌在多数发达国家中，居男性常见恶性肿瘤首位，居女性常见恶性肿瘤第2、第3位，是严重威胁人民健康和生命的疾病。我国肺癌在城市中占常见恶性肿瘤的首位，在农村占第3位，发病率有明显增高的趋向，已经引起重视。

我国抽样调查肺癌死亡率，男性由20世纪70年代的9.94/10万升高到21.96/10万，增加120.93％；女性由4.59/10万升高到8.74/10万，增加90.41％。在因肿瘤死亡的人群中，城市由原来的第4位上升为第1位；农村上升最快的也是肺癌。

肺癌的发生率在城市与农村有明显差别。从我国的分布来看，上海、北京、东北和沿海地区的几个较大城市肺癌的死亡率最高，而在云南则有两个突出的高发区，即宣威和个旧。个旧市肺癌死亡率为41.19/10万，占全部恶性肿瘤的48.28％，居全国的首位。宣威肺癌死亡率为23.14/10万，占全部恶性肿瘤的46.40％，在农村地区是最高的。

肺癌的发病率在40岁以后迅速上升，在70岁达高峰，70岁以后略有下降。在全部病例中40岁以下的患者占10％，男女发病比例约为2∶1。

一、诊断要点

1.临床表现

肺癌的临床表现复杂，大致可以归纳为四大类：由于原发肿块、胸内蔓延、远处播散引起的症状和肺外表现。症状和体征与肿瘤发生的部位、大小、病理类型、病程长短、有无转移和有无并发症有关。

中心型和周围型肺癌的首发症状和X线征不同。中心型肺癌引起的间接症状和X线征较周围型为多，这一点在诊断时应特别注意。

对于常见的咳嗽、咳血或痰中带血、胸痛、胸闷等症状以及X线片上的肿块阴影，临床医师已比较熟悉，在此不再赘述。应当引起注意的是气促、喘鸣、局限性肺炎等由于气道阻塞引起的间接表现。很多患者常因此就诊，如不重视常可引起误诊。

肺癌的转移常较容易辨认。淋巴结转移最常转移到锁骨上、锁骨下、颈部和腋下淋巴结，多为较坚硬、单个或多个结节。不同部位的远处转移常引起相应的症状，这时，通过X线胸片常可发现原发病灶。但也有时原发灶不明显，患者常以转移性病变作为主诉来就诊，这就需要医生比较仔细地进行全面检查。

肺外表现是近年来十分引人注意的问题。肺癌可产生某些特殊的激素、抗原和酶，可解释一部分肺外表现的发生机制。但尚有许多目前还难于解释。

2.诊断和鉴别诊断

只要对本病提高警惕，综合应用常规检查方法（包括询问病史、全面体检、X线检查和痰细胞学检查），80%～90%的肺癌患者可能确诊。个别患者需借助特殊造影和纤维支气管镜检查，肿瘤标志物的测定目前只能作为参考。

3.诊断检查方法

对肺部有孤立结节的患者的评价应当由检查过去胸片开始。对于新的病灶、放射诊断为可疑癌或者病灶增大，应当以肺部恶变疾病对待。钙化是良性病灶的典型征象，但是也可在恶性肿瘤中见到。放射线征象不能对肺癌的病理诊断作出适当的评价，尤其是对肺癌的亚型评价更不足。

胸部CT可作为估计肺癌胸内侵犯程度及范围的常规检查手段，在肺癌的分期上具有不可替代的作用。PET-CT可用于排除区域淋巴结转移和远处转移，但由于价格昂贵，目前尚不能广泛应用。

确定肺癌的诊断需要通过组织病理或细胞学方法证实。在肺癌的4种主要亚型中，小细胞肺癌（SCLC）和其他类型的肺癌——即非小细胞肺癌（NSCLC），在生物学行为和临床病程方面具有差异。小细胞肺癌细胞特点不同，有明显远处转移的趋向和典型患者对化疗敏感，因而SCLC和NSCLC通常需要不同的治疗计划。

（1）痰细胞学检查：肺癌痰细胞学检查阳性率超过50%。一般认为中心型肺癌痰检的阳性率较周围型高。小细胞肺癌细胞学诊断与病理组织学诊断的符合率最高，其次为鳞癌。腺癌的符合率最低，主要原因是某些低分化腺癌、鳞癌和大细胞未分化癌在鉴别上有一定困难，有时很难定型。阳性率的高低还取决于标本的质量和送检次数，一般认为送检4～6次为妥。痰细胞学阳性可以来自放射学检查隐匿的病灶，如中心部位的支气管癌，或者是上呼吸道的恶性肿瘤（如从喉部来的)。所以,在确定放射可疑病灶是痰细胞学阳性的来源之前需要做支气管镜检查。

(2)支气管镜检查:纤维内镜检查发展迅速,目前已成为很多内脏疾病不可缺少的检查手段之一。纤维支气管镜可在局麻下进行,操作方便,患者痛苦较少。可视范围大,主支气管、叶支气管、段和次段支气管的病变均可看到并可取活检、刷片、照片。不但可诊断肺癌,对癌前病变也可确定性质和范围。近年来并发展可在镜下注射药物或导入激光治疗,所以在肺癌的诊治上已成为常规的方法之一。纤维支气管镜直视下采取病理组织,阳性率高,但如见到坏死组织或水肿,应尽可能避免在这些部位取材。同时进行冲洗和利用细胞刷作涂片检查,可提高阳性率。

所以,目前临床上大量的肺癌患者是由经支气管的活检或细胞学检查来诊断的。肺门的病灶,如中心部位的鳞癌经常表现为气管内的肿瘤,可以通过活检、刷取或冲洗得到细胞检查来诊断。黏膜下的浸润或是浸润性的转移结节可以通过支气管镜观察,同时可取活检或吸取细胞进行诊断。甚至支气管镜检查阴性的周边肿瘤也可以通过荧光导引的经支气管镜活检或细胞学诊断(应用专用的针头、刷取或细针穿刺)。对于周边肿瘤很小或密度很低,不能通过常规 X 线检查诊断的病灶,在 CT 引导下经支气管镜活检可有帮助。经支气管镜活检的主要并发症是出血、气胸和感染加重。

(3)经胸腔的细针穿刺活检:经胸腔的针刺活检诊断,对可疑的周边病灶比支气管镜检查更为可靠。通常是在 X 线透视下进行,如果病灶靠近胸壁,在超声指引下进行更有帮助。如果病灶在透视下不容易看到或是靠近致命器官如大血管,在 CT 指引下针刺取活检更好。经胸腔针刺活检的常见并发症是气胸。

(4)纵隔镜检查:纵隔镜检查是一种对于纵隔转移淋巴结进行评价和取活检的外科手段。一般在全身麻醉下用一个硬器械通过胸骨上切口达到气管前、气管旁和气管隆突下淋巴结。如果需要达到主动脉肺区,通常需要左侧胸骨旁切口。纵隔镜证实有淋巴结转移的患者,预后比术后病理检查证实有淋巴结侵犯的患者预后更差。

(5)其他细胞或病理检查:肺癌的诊断有时可以通过其他组织的细胞学检查,如胸水、胸膜、淋巴结、肝或骨髓的活检。在一个可能手术切除的肺癌患者,如有肾上腺或肝上的孤立肿块,在确认为转移之前应通过针刺活检确定。

对锁骨上有肿大淋巴结的患者可行淋巴结活检。也有人主张为所有患者作同侧前斜角肌的脂肪垫活检,对决定是否手术有意义。

(6)胸腔镜检查:胸腔镜检查是对那些可能适合治愈切除或放疗,并伴有胸膜播散或恶性胸水的患者进行诊断的手段。虽然较支气管镜检查损伤更多，但是可以在局麻下进行开胸活检。

(7)开胸活检：开胸活检是损伤最大的检查方法。但是在其他方法不能作出肯定诊断时，开胸活检有时也是必要的。对于一个肺实质孤立结节，除非放射或临床能够肯定是良性的，否则“观察等待”的态度对肺癌是不可取的。如果患者一般情况好，应当开胸活检。因为肺癌即使肿瘤直径＜2cm，仍可以转移至局部淋巴结或全身扩散。

(8)胸腔外转移的寻找：对参加临床试验和大部分小细胞肺癌的患者，应当进行全面系统的检查。小细胞肺癌的转移常可无症状的转移。对于非小细胞肺癌临床未发现有胸腔外癌转移的患者，为了对局部和区域性淋巴结病变分期，建议作胸部X线正侧位片和胸部CT，同时在CT扫描下对于大于1cm的纵隔淋巴结进行活检。一般，除非临床研究必须，只在有症状和体征时才做治疗前的骨扫描和头部的CT扫描。

(9)肿瘤标志物：在常见肿瘤中肺癌的标志物最多，其中包括蛋白质、内分泌物质、酶、肽类和各种抗原物质。应用相关抗原如CEA及可溶性膜抗原如CA-50、CA-125、CA199，某些酶如神经烯醇酶(NSE)、抗胰蛋白酶(AAT)、胎盘碱性磷酸酶(PAKP)、淀粉酶、芳香烃羟化酶(AHH)、磷酸己糖异构酶(PHI)和乳酸脱氢酶的同工酶(LDH-5、LDH-3)以及谷胱甘肽S-转移酶等虽然都有一定价值，总的来说均缺乏特异性，只能作为临床诊断和观察病情变化的参考指标。

4.肺癌的生物学特点

肺癌的临床表现复杂，大致可分为原发肿块、胸内蔓延、远处播散引起的症状和肺外表现。

二、病理分类

1.小细胞癌

淋巴细胞样(燕麦细胞)、中间型细胞(梭形、多角形和其他)。

2.表皮样癌(鳞状细胞癌)

高分化、中分化、低分化。

3.腺癌

高分化、中分化、低分化，细支气管肺泡性/乳头状。

4.大细胞癌

伴有黏液分泌,伴有多层结构,巨细胞性和透明细胞性。

三、临床分期

1.肺癌的 TNM 分期

T 分期

Tx:未发现原发肿瘤,或者通过痰细胞学或支气管灌洗发现癌细胞,但影像学及支气管镜无发现。

T_0:无原发肿瘤的证据。

Tis:原位癌。

T_1:肿瘤最大径≤3cm,周围包绕肺组织及脏层胸膜,支气管镜见肿瘤侵及叶支气管,未侵及主支气管。

T_{1a}:肿瘤最大径≤1cm,

T_{1b}:1cm<肿瘤最大径≤2cm;

T_{1c}:2cm<肿瘤最大径≤3cm;

T_2:3cm<肿瘤最大径≤5cm;侵犯主支气管(不常见的表浅扩散型肿瘤,不论体积大小,侵犯限于支气管壁时,虽可能侵犯主支气管,仍为 T_1),但未侵及气管隆突;侵及脏层胸膜;有阻塞性肺炎或者部分或全肺肺不张。符合以上任何一个条件即归为 T_2。

T_{2a}:3cm<肿瘤最大径≤4cm,

T_{2b}:4cm<肿瘤最大径≤5cm。

T_3:5cm<肿瘤最大径≤7cm。直接侵犯以下任何一个器官,包括:胸壁(包含肺上沟瘤)、膈神经、心包;同一肺叶出现孤立性癌结节。符合以上任何一个条件即归为 T_3。

T_4:肿瘤最大径>7cm;无论大小,侵及以下任何一个器官,包括:纵隔、心脏、大血管、气管隆突、喉返神经、主气管、食管、椎体、膈肌;同侧不同肺叶内孤立癌结节。

N 分期

Nx:区域淋巴结无法评估。

N_0:无区域淋巴结转移。

N_1:同侧支气管周围及(或)同侧肺门淋巴结以及肺内淋巴结有转移,包括直接侵犯而累及的。

N_2：同侧纵隔内及（或）气管隆突下淋巴结转移。

N_3：对侧纵隔、对侧肺门、同侧或对侧前斜角肌及锁骨上淋巴结转移。

M 分期

Mx：远处转移不能被判定。

M_0：没有远处转移。

M_1：远处转移。

M_{1a}：局限于胸腔内，包括胸膜播散（恶性胸腔积液、心包积液或胸膜结节）以及对侧肺叶出现癌结节（许多肺癌胸腔积液是由肿瘤引起的，少数患者胸液多次细胞学检查阴性，既不是血性也不是渗液，如果各种因素和临床判断认为渗液和肿瘤无关，那么不应该把胸腔积液纳入分期因素）。

M_{1b}：远处器官单发转移灶为 M_{1b}。

M_{1c}：多个或单个器官多处转移为 M_{1c}。

2.分期的必要检查

为了准确地分期以制定合适的治疗方案，应进行必要的检查。除一般查体、常规化验、正侧位胸片以外，尚需包括颅、肝、腹膜后（特别是肾上腺）、骨髓及骨是否受侵的检查。

虽然肺癌的普查目前尚存在争议，但较多的学者认为在高发人群开展普查是值得的。国内几个大城市及云南锡业公司职工医院在 20 世纪 60 年代以后就开展了较大规模的普查，发现相当多的“亚临床”癌和隐性癌，在这方面的研究取得了受人瞩目的成果。

四、治疗原则和综合治疗

常见肿瘤的综合治疗已得到公认，是一个重要的热门研究课题。现有的 5 种治疗手段各有自己的适应证和限制，合理、有计划地应用常可在一定程度上提高疗效。目前很多资料说明小细胞肺癌的疗效近年来已有肯定提高.非小细胞肺癌也有相当疗效，这在很大程度上是由于综合治疗的开展。

1.综合治疗的一般原则

如前所述，肿瘤患者合理的综合治疗至少应考虑两方面：①选择局部或区域性治疗，还是全身治疗。对于已经播散或手术后有明显播散趋向的患者，应首先进行全身治疗（包括化疗和生物治疗），待播散控制以后再进行局部治疗。②正与邪的问题，也就是机体与肿瘤的矛盾哪一个占主要地位。中医学和近代医学都十分重视机体的免疫功能在疾病控制和恢复过程中的地位。正确、适当地处理好上述矛盾，需要十分细致和慎重，这是对医生真正的挑战，对患者则是生命攸关的问题。

对于多数早期 NSCLC 和 SCLC 病例，通过综合治疗可以提高患者的治愈率和生活质量；对中晚期患者，通过综合治疗也有相当部分可以治愈，或者延长生存期和改善生活质量。重视姑息和支持治疗也是当前受到广泛关注的一个方面。

不难理解，肺癌的治疗应当首先考虑病理类型，其次要明确侵犯的范围，并且还要注意机体免疫和疾病之间的平衡。实际上是辨证论治，应根据患者的主要风险选择最适当的治疗。例如小细胞肺癌播散趋向明显，一般主张先进行化疗，待全身播散基本控制后，再进行放疗或手术，解决残存的病灶，并全过程注意保护机体的免疫功能。而对非小细胞肺癌则在可能时尽量争取手术，以后再设法控制播散及残存的病灶，并在此基础上积极提高患者的免疫功能，巩固治疗成果。

2.肺癌综合治疗的模式

目前可有以下几种模式。

(1)术后放、化疗：这是比较传统的方法，根据患者手术情况给予适当的辅助治疗。在 SCLC 已有比较肯定的结果，在 NSCLC 仍有争论。

(2)术前化疗：无论 SCLC 还是 NSCLC，近年来都有比较肯定的结果。NSCLCⅢA 的术前化疗是近年来最热门的研究课题。

(3)通过化疗使不能手术的患者变为可手术：目前只在 SCLC 比较可行，但也有人在 NSCLC 试行。

(4)放化疗同时进行：这是由于支持治疗的进展在相当程度上可以解决骨髓抑制的难题，使得放化疗能够同时进行。目前已在 SCLC 及 NSCLC 开展临床试验并取得一定成功。

(5)放化疗与生物反应调节剂联合应用：人们期望通过加强机体的免疫功能实现提高疗效的目的，其中包括扶正中药的应用，在 SCLC 已有一定苗头。

(6)基因治疗：对肿瘤负荷小的残存或复发的患者可能有效，最好和顺铂序贯应用。由于在乳腺癌取得初步成功，人们对肺癌也寄予很大希望，但目前仍是研究课题。由于各单位和医生经验不同，真正能够做到以患者为中心，全面实施有计划的综合治疗并不断改进的尚不多。我们希望各级医生，尤其是肺癌专科医生不断积累经验，逐渐完善我国切实可行的肺癌诊治规范，从而逐渐提高治愈率。

3.SCLC 的综合治疗

SCLC 综合治疗优于单一治疗已为学术界公认。放疗和化疗的近期疗效都较好,有效率在 80%左右,有 20%~80%的患者治疗后可达完全缓解,但远期结果较差。20 年前,文献报道中 SCLC 的 5 年生存率局限期为 7%(58/862),广泛期为 1%(14/1144)。较近的几组报道有了一定提高,但差异很大。小细胞肺癌全身化疗肯定能延长生存、改善症状,对以前未曾治疗过的大多数患者可以缩小肿块。但是单独化疗很少能达到治愈,由于耐药问题通常缓解期不足 1 年。因此,综合治疗是达到根治的关键。

根据多组随机临床试验和两个综合分析结果,胸腔照射加化疗可以改善局部控制和总的生存情况。胸腔照射的剂量最少应为 40~50Gy,更高剂量的临床效益尚未被确认。在一个美国多中心随机试验中,每日 2 次,每次 1.5Gy,总量 45Gy,3 周分 30 次的结果,比每天 1 次,每次 1.8Gy 至总量 45Gy,5 周分 25 次要好。但是从未有人证实这种超分割方法和标准的照射方法(每天 1 次)对比能降低毒性。

对 LD-SCLC 的合并化疗和放疗的最佳时间仍有争议。最近的对照试验表明尽早合并治疗,即在第一或第二化疗疗程给予胸腔照射结果最好。它比其他治疗方案,如化放疗交替或放疗后给予化疗优越,当然对食管或骨髓的毒性也较大。预防性的脑部照射(PCI)可以减少脑转移的次数或推迟脑转移。预防性颅照射对小细胞肺癌总的生存情况尚有争论,但最近的综合分析支持有一定效果。目前认为,只有 LD 患者在诱导缓解的治疗后达到完全缓解,或接近完全缓解的患者才值得进行预防性颅照射。推荐的剂量是 30Gy/15 次或相等的剂量,但每次照射应当低于 3Gy,以减少晚期毒性反应。由于有潜在的毒性,应当避免在用 PCI 的同时进行化疗。

外科治疗在 LD 患者的地位尚未确立。对临床上罕见的Ⅰ期患者,一般处理是手术切除和辅助化疗 4~6 疗程,但是否优于先化疗后手术,或先化放疗尚不清楚。对Ⅱ期或Ⅲ期的患者在化疗后进行外科切除,在一些选择的患者中,应用手术清除化放疗后的残存肿瘤可能是有益的,但是人们认为需要充分衡量它的好处是否大于可能带来的风险。近年来一个重大的发展是加入外科治疗。加拿大一组 SCLC 术后加化疗、预防性颅照射、原发部位及纵隔照射患者,5 年生存率为 31%。中国医学科学院肿瘤医院近 20 年的结果证明,手术在 SCLC 的综合治疗中占有一定地位。比较有名的是 Karrer 组织的国际协作组,多年从事 SCLC 手术、化疗(化疗 1:CAO 方案;化疗 2:CMC 方案;化疗 3:IE 方案;三组方案序贯应用)及预防性颅照射的研究。虽然所选患者多属比较早期的病例,但结果令人鼓舞。我国北京、上海在手术后加用化疗也都取得相当成功。国外也有不少相同的报道。一般来说放射和(或)手术在广泛期无地位;LD 患者最后的治疗是化疗加胸腔照射,但在有胸腔积液的患者不宜进行放疗。

另一方面,由于有了较好的支持治疗如静脉高营养、集落刺激因子(CSF)隔离环境和造血干细胞移植,目前已可给予较高剂量的化疗和放疗,有可能提高一部分敏感患者的生存率。其他如在化疗后加用干扰素、胸腺因子或其他 BRM,在化疗同时给予抗凝治疗等仍在进行,目前尚难给出结论。40 年前小细胞肺癌还是很难治愈的、恶性程度很高的肿瘤,今天已成为对治疗很敏感,部分可以治愈的疾病。我们可以从中体会通过不懈的努力,能够治愈多数患者的时日应当不会太远。

SCLC 的治疗原则:

1.局限期

1)首选化疗和放疗,加或不加颅照射。

2)化疗和放疗后,手术切除受侵的肺叶。

2.广泛期

1)化疗加局部放疗。

2)骨、颅内、脊柱等处病变首选放疗,以尽快解除压迫或症状。

3.复发 SCLC 的处理

1)放疗或化疗以解除症状。

2)试用新药。

中国医学科学院肿瘤医院开展小细胞肺癌有计划的前瞻性综合治疗已经 20 余年,不同年代所用的化疗方案不同,疗效也不同,总的说来治愈率在缓慢提高。

对 SCLC 合理的综合治疗需要不断总结经验和不断解决在治疗中出现的一系列难题,目前主张在可能的时候加手术治疗。手术能够除去那些耐药的残存瘤细胞,并可在混合性肿瘤中切除其他类型的癌细胞,如鳞癌细胞。

另外也需要不断解决全身控制、宿主免疫能力提高的难题及耐药问题。目前可使 80%以上的患者达到完全缓解,也就是达到临床没有可见的肿瘤。如果能像其他疾病一样,充分调动宿主抗病能力,实际即可达到治愈;如果复发或转移病灶能继续敏感,也有充分治愈的机会。但现实这些还都是难于逾越的难关,常常导致治疗的失败。因此,任何一个小的进步都有可能带来临床上大的进步。

4.NSCLC 的综合治疗

尽管多年来人们试图通过综合治疗提高 NSCLC 的治愈率,但成功的经验不多。

根据目前的各方面资料,NSCLC 各期患者具体的处理如下。

Ⅰ期：ⅠA($T_1N_0M_0$)：根据切除率和总的风险，首选外科切除。总的手术死亡率为3%～4%，全肺切除死亡率较高，而肺叶切除较安全。更小的手术，如区段切除和楔形切除，风险相对较小，但是复发率较高。手术后$T_1N_0M_0$患者的5年生存率为65%～70%。

ⅠB期($T_2N_0M_0$)：对病灶在肺实质内或有脏层胸膜侵犯的一般患者作肺叶切除。跨叶病灶一般需做全肺切除。T_2肿瘤起源于叶支气管或是侵犯主支气管，需要做袖状肺叶切除。

对少数局限性肺癌不能负担或不愿接受手术的患者可以采用放疗。5年生存率是15%～25%，说明大多数患者不适于接受手术。

无论开始治疗是手术还是放疗，均无肯定指征继续给予其他治疗，如化疗。

Ⅱ期：ⅡA级($T_1N_1M_0$)和ⅡB级($T_2N_1M_0$)按原则来讲外科手术是可行的，即使是对那些有淋巴结转移的患者仍可完全切除。如果系统地清除受侵淋巴结以外的纵隔淋巴结，有时可以作根治性手术。但是，如果有多处淋巴结和(或)包膜外侵犯，患者常不可能进行根治手术。目前尚无资料证明所谓的“去巨块”手术(不完全切除)对患者有益。在组织学确认切除干净的情况下，$T_2N_0M_0$的患者5年生存率是45%～55%；$T_2N_1M_0$的病例5年生存率是35%～50%。由于这组患者中常常有局部复发和远处转移，应当考虑术后进行辅助治疗。术后放疗可以减低纵隔或局部复发的发生率，化疗可以减少全身转移，然而通过随机对比研究，未能明显提高总的治愈率。

对手术后应用以顺铂为基础的化疗8个疗程进行综合分析生存率，化疗组生存率略有改善。所以辅助治疗有潜力提高治愈率，但目前哪些患者，应用哪些方案，尚有待进一步确定。

$T_3N_0M_0$组，由于术后5年生存率很好，根据1997年TNM分类已被分入Ⅱ期。这组包括肺上沟癌，它是ⅡB期肿瘤中预后最坏的。此种肺癌的系列表现是因为肿瘤生长在胸腔的入口而产生。过去曾经通过术前放疗以达到缩小肿瘤体积和提高切除率的目的，但目前研究的课题是术前应用化放疗的综合治疗方案，有可能提高疗效。$T_3N_0M_0$的患者由于侵犯了胸壁，一般是将胸壁和肿瘤一同切除，一般状况较好、能手术的患者，5年生存率约为35%。如果切缘未完全干净，应当考虑术后放疗。对非小细胞肺癌完全外科切除加术后放疗的全部9个随机临床试验的综合分析表明，其中2/3是Ⅰ、Ⅱ期患者，Ⅲ期患者只有808例。术后放疗和单纯手术对比，两组总生存率和局部无复发生存率均无差别，放疗反而是有害的，特别是对早期患者。由于放疗对正常组织的不良反应，这一结论几乎是肯定的。

但是，放疗对未完全切净肺癌患者有无好处尚需进一步确定。如果是为了减少局部复发的风险而进行术后放疗，应当选择适当技术和剂量，以避免照射残存的肺组织。

Ⅲ期：ⅢA期和ⅢB期一般来说，由于患者既有局部复发又有全身播散的趋向，应当选择针对局部和针对全身两种治疗。淋巴结受侵标志着远处转移和最后复发的风险。另外，很多患者因为有其他疾病而不能承受多种治疗，对这些患者应当给予减轻症状的治疗，尽量减少并发症。

对Ⅲ期肺癌是否选择手术和选择哪种切除方法已经有很多讨论，但迄今尚无共识。对 T_3 病变，如果肺功能储备良好，为了将肿瘤切净可作全肺切除术。通过支气管袖状切除保留肺组织，对 T_3 患者是一个很有效的治疗方法，术后并发症和生存率与全肺切除术相同。T_3 患者的预后直接与N数目相关。对 T_4 的病例有时可以考虑外科治疗，但是如果有纵隔淋巴结受侵则价值有限。只有气管隆突或气管—支气管分叉的 T_4 患者可以考虑手术，可做气管隆突切除加肺叶切除或袖状全肺切除术。

由于几乎一半的非小细胞肺癌有纵隔淋巴结侵犯，因此外科切除具有相当限制，应当在淋巴结图中标出每一个淋巴结的部位，以确定患者N的情况，侵犯的部位不同，预后可不相同。一般来讲，多个淋巴结和单个淋巴结比较预后较差；结外、离原发肿瘤远的淋巴结受侵的预后不如淋巴结内、近端淋巴结受侵的患者好。广泛的外科手术，通常是肺叶切除或全肺切除合并全部纵隔淋巴结切除，在有选择的患者中5年生存率是20%～30%。近年来一个重要的进展是对这些患者术前化疗，虽然仍存在争论，但这一趋向是肯定的。很多的资料表明，ⅢA患者的疗效远不如Ⅰ、Ⅱ期患者。气管隆突病变（T_4）手术的效果尚可，5年生存率在19%～23%，但手术死亡率较高。

有学者对我国1757例非小细胞肺癌以手术为主的综合治疗的5年生存率，根据1997年分期作了分析。结果ⅠA期为88%，ⅠB期为54%，Ⅱ期为34%，ⅢA期为15%，ⅢB期为6%，Ⅳ期为7%。根治性手术组为40%，减量手术组为14%，剖胸探查组为4%。

单独放疗由于不可能控制全身播散、大块原发和转移淋巴结中大部能复发的克隆细胞，因而价值是有限的。文献报道放疗的5年生存率可以从5%～20%，但是这个结果也取决于患者的选择，通常是不适合手术的患者。较新的方法是选择较小的肿瘤和三维计划，尽量减少对邻近正常组织的照射。

Ⅲ期肺癌可以采取以下两种综合治疗方法中的一种：一是在一些形式的局部

治疗以后进行辅助治疗，如在完全或不完全切除之后进行纵隔放疗和(或)几个周期的化疗；二是根据一个特殊的时间计划进行局部治疗后给予全身治疗。这一概念是针对多种可能的目的：如通过几种互不交叉耐药的抗肿瘤药物克服耐药细胞；解决治疗刺激残存细胞再增殖的趋向；针对潜在的播散和毒性的交叉等。各种不同时间的研究方案都曾进行临床试验，包括术前化疗(诱导化疗或新辅助化疗)、放化疗同时或交替进行。

目前多数临床随机试验结果均是在预后较好(一般状况好、体重减轻不明显和ⅢA期)的患者中进行的。对这些结果的综合统计表明，应用顺铂为基础的联合化疗加高剂量放疗的方案，5年生存率有一定提高(2%)，但是综合治疗的最佳时间尚未确定。有影响的CALGB组的临床研究在胸部照射前先作诱导化疗，令人鼓舞的结果并未得到目前正在进行的研究验证。

迄今，对于NSCLC的综合治疗也有很多报道，但成功的经验不多。对于T_1、T_2无淋巴结转移的患者，根治手术5年生存率可达65%～83%。目前的重点是如何提高Ⅱ、Ⅲ期患者的治愈率。ⅢA期肺癌是指局部晚期或有同侧纵隔和(或)气管隆突下淋巴结转移的患者，手术很难完全切净，5年生存率很低。美国国立卫生研究所肺癌研究组(LCSG)报告术后应用CAP化疗(环磷酰胺、阿霉素、顺铂)及放疗只能降低局部复发机会，不能明显提高治愈率。近年来，术前化疗越来越受重视。有报道在73例ⅢA期患者先做MVP(丝裂霉素、长春酰胺、顺铂)化疗2～3周期，以后手术，术后根据情况再给予化疗及放疗。全组中有56例(77%)化疗后有一定疗效，其中有5例(12%)病理检查已无肿瘤，其中60%患者可得完全切除。3年生存率为44%，5年生存率为24%。这一结果以后通过三组随机前瞻性研究证实，2年远处转移率和3年生存率都得到肯定提高。

术前化疗加放疗的研究也正在进行。Faber和Bonomi对临床Ⅲ期患者一组先用FP(5-FU＋DDP)同时进行胸部放射(40Gy)，另一组先用EFP(VP-16＋5-FU＋DDP)同时给予胸部照射。两组的完全切除率分别为68%和76%，半数生存期为21个月和34个月。肺癌研究组(LCSG)也用FP＋胸部放疗(30Gy)，完全切除率为42%，半数生存期11个月。CLGB应用5-FU＋VLB＋DDP化疗和30Gy照射，完全切除率为62%；SWOG则用VP-16＋DDP和45Gy照射，完全切除率为65%。先化疗以后再放疗，然后手术，初步结果似乎较好。Skarin先给CAP，以后照射30Gy，再手术，41例Ⅲ期患者完全切除率88%，半数生存期32个月。Sherman报道先给高剂量DDP＋VDS，以后再照射30Gy，完全切除率62%，切净患者的半数生存期27个月。

不能手术的局部晚期和已经播散的Ⅳ期肺癌患者应用放疗加或不加化疗的报道很多,一般可以达到一定姑息性疗效,肿瘤缩小率在35%~50%。复发患者的治疗和原患者相近,但在很大程度上取决于既往是否作过化放疗、肿瘤负荷和患者的一般状况。二、三线治疗的效果大大低于未经化放疗的患者,尤其是放疗和化疗的综合应用。由于新药和新的有效方案不断增多和放疗技术的提高,这些患者的疗效也有相应提高,少数患者化放疗后缓解期已经可达1年以上。在21世纪,我们可以将新的技术及其他方面的新进展如生物标志物、预后因子等应用于解剖学的TNM分类系统,NSCLC的治疗将会有稳定的进展。可以手术的患者由于综合治疗的开展,治愈率和手术切除的适应证将有一定改进。非手术治疗的结果预期可以接近目前SCLC的水平,即有25%左右已有播散的患者可得长期生存或根治。

五、化疗

由于肺癌患者在诊断时有2/3已经超越了手术切除的范围,1/2已经有了临床或潜在的播散,所以化疗在临床上占较重要的地位。如前所述,近年来,SCLC和NSCLC的综合治疗中,内科治疗均有一定进展,成为肺癌治疗不可或缺的手段之一。

1.肺癌的单药化疗

对肺癌有效的抗肿瘤药很多,包括紫杉类(紫杉醇和泰索帝)、喜树碱衍生物CPT-11和拓扑替肯、吉西他滨(健择)和长春瑞宾(诺威本)等。

(1)紫杉醇(PTX):在肺癌治疗中的作用已有很多资料证明。紫杉醇对肺癌单药的有效率在20%左右,和卡铂或顺铂合用的有效率可达40%~50%,和异环磷酰胺合用有效率为34%。美国ECOG对ⅢB和Ⅳ期NSCLC的比较研究说明,紫杉醇+顺铂治疗后1年生存率在ⅢB为58.1%,Ⅳ期患者为32.9%;而在VP-16和顺铂组则分别为38.9%和30.9%。紫杉醇和放疗并用治疗局部晚期NSCLC,治后1年、2年、3年生存率分别为63%、54%、54%。目前正在进行术前给药的研究。有学者在1996年应用紫杉醇单药治疗NSCLC新患者17例,6例PR(35.3%);1999年应用紫杉醇与顺铂联合治疗NSCLC 64例(半数为二线治疗),1例CR,21例PR,有效率34.4%。紫杉醇和异环磷酰胺联合对NSCLC的有效率大致相近。一般用法为135~170mg/m^2,静脉滴注3小时,每3周重复一次,2~4周期为1个疗程。为了防止不良反应,需预处理和在第一次注射时注意观察患者的症状和生命体征。目前应用每周给药1次的方案,剂量为60~90mg/m^2,静脉滴注

3 小时，患者耐受较好，疗效正在进一步观察。

(2)泰索帝(TXT)：对 NSCLC 的作用比较肯定，单用有效率为 20%～30%，和顺铂合用有效率为 46%，和异环磷酰胺及顺铂合用有效率达 67%，受到广泛重视。笔者所在医院于 1998 年应用泰索帝治疗 NSCLC 32 例，7 例 PR(21.9%)，目前正在观察本品和顺铂联合应用的疗效。泰索帝每日给药研究的初步结果令人鼓舞，特别是和健择联合应用对多次治疗后复发的 NSCLC 有较好的效果。泰索帝为诺华公司的商品名。一般用法为 60～75mg/m^2，静脉滴注 1 小时，每 3 周重复 1 次，每 3～4 周期为 1 疗程。每周用药方案为每周给药 30～40mg/m^2，静脉滴注 1 小时，连用 2～3 周。为了防止不良反应.需预处理和在第一次注射时注意观察患者的症状和生命体征。

(3)吉西他滨(GEM)：为近年来比较突出的对肺癌有效的抗代谢、抗肿瘤药，单用有效率 20%左右，和顺铂合用有效率为 42%～58%，也可和其他抗肿瘤药合用。目前正在观察的是和紫杉类联合每周给药的联合方案。一般用法为 1 000mg/m^2，静脉滴注，每周注射 1 次，连续 3 周，休息 1 周为 1 周期。

(4)喜树碱衍生物：主要作用于拓扑异构酶 Ⅰ，目前正在进行临床试用。初步结果说明 CPT-11 在 NSCLC 单药有效率为 15%，和放疗并用有效率为 77%，但由于可以引起严重腹泻，临床应用受到一定限制。另一衍生物拓扑替康对小细胞肺癌单药有效率为 10%～33%。Topotecan 单药和常用联合化疗方案 CAV 对比，前者的有效率为 25%(16/64)，后者为 15%(9/61)。

(5)长春瑞宾(NVB)：对肺癌的疗效已经肯定。最近欧洲对以往报道的 612 例进行了随访，NVB 单药的 1 年、2 年生存率分别为 30%和 9%；NVB+DDP 组分别为 33%和 15%；VDS+DDP 组分别为 27%和 9%。现在正在观察 NVB 和很多有效新药联合应用的结果。本品在我国上市后，有学者组织了Ⅲ期临床试用，在可统计近期疗效的 552 例中，总有效率 47.1%，单药治疗对肺癌的有效率为 33.3%，和顺铂合用有效率为 42.0%。一般用法为 25～30mg/m^2，在第 1、第 8 日静脉滴注，每 3 周重复 1 次。2～4 周期为 1 个疗程。本品对静脉有刺激，滴注后应用生理盐水冲洗静脉。

(6)奥沙利铂(L-OHP)：治疗大肠癌具有较好的疗效。本品对 NSCLC 有一定疗效，有效率在 10%～26%。由于对骨髓抑制轻微，能和其他抑制骨髓的抗肿瘤药物联合应用，因此受到广泛重视。L-OHP 已在我国上市，用法为 130mg/m^2，静脉滴注 2 小时，3 周 1 次，或 85mg/m^2，每 2 周 1 次，连续 3～4 周为 1 个疗程。本药对骨髓抑制不重，但有一定神经毒性。

2.肺癌的联合化疗

(1)SCLC的联合化疗方案：目前对SCLC有效的化疗方案一般有效率在50%以上。目前化疗的标准方案包括顺铂＋VP-16(PE)，卡铂＋VP-16(CE)，环磷酰氨＋阿霉素＋VP-16(CAE)，和CE或PE与环磷酰氨＋阿霉素＋长春新碱(CAV)交替，均为4～6周期。应用含有铂类衍生物结果似乎优于其他方案，尤其是LD期与胸腔放疗合用，因之多主张序贯应用互不交叉耐药的2～3种方案，以减少发生耐药的机会。

在适当的情况应当注意应用能够通过血一脑脊液屏障的药物，以减少颅内转移的机会。另一重要的策略是尽早进行放疗或手术，以减少复发转移的机会。不可忽视的是患者免疫功能的恢复，这方面刚刚引起注意，目前尚无大组成功的报告。有学者自1993年以来，在放疗、化疗的同时应用香菇多糖，迄今两组有一定差异，加香菇多糖组患者免疫功能明显高于对照组。

SCLC常用的联合化疗方案如下。

一线方案：

1)CE方案

CBP　500mg/m^2，静脉注射，第1日；

VP-16　100mg/次，静脉滴注，第1～第5日；

3周为1周期，共2～3周期。

2)CAP方案

CTX　＞500mg/m^2，静脉注射，第1、第8日；

ADM　40mg/m^2，静脉注射，第1日；

DDP　80mg/m^2，静脉滴注，第1～第3日(正规水化利尿止吐)；

3～4周为1周期，共2～3周期。

3)COME方案

CTX　500mg/m^2，静脉注射，第1、第8日；

VCR　1～2mg/次，静脉注射，第1、第8日；

MTX　10～20mg，静脉滴注，第2、第5、第9、第12日；

VP-16　100mg/次，静脉滴注，第1～第5日；

3周为1周期，共2～3周期。

4)CAO方案

CTX　500mg/m^2，静脉注射，第1、第8日；

ADM　40mg/m^2，静脉注射，第1日；

VCR　1～2mg/次，静脉注射，第1、第8日；

3周为1周期，共2～3周期。

5)CAE方案

CTX　500mg/m²，静脉注射，第1日；

ADM　45mg/m²，静脉注射，第1日；

VP-16　50mg/m²，静脉滴注，第1～第5日；

3周为1周期，共2～3周期。

二线方案：

1)VIP方案

VP-16　75mg/m²，静脉滴注，第1～第4日；

IFO　1.2g/m²，静脉滴注，第1～第4日；

配合Mesna和水化；

DDP　20mg/m²，静脉滴注，第1～第4日；

3周为1周期，共2～3周期。

2)IME方案

IFO　1.2g/m²，静脉滴注，第1～第4日；

配合Mesna和水化；

MTX　10mg/m²，静脉滴注，第1～第4日；

VP-16　75mg/m²，静脉滴注，第1～第4日；

3周为1周期，共2～3周期。

治疗SCLC的CE-CAP交替方案有效率可达80%(2周期)～82.9%(4周期)，患者一般耐受性良好。但由于一次应用了5种有效的药物，复发时的治疗常较困难，这时即应给予二线方案，其中最常用的为异环磷酰胺＋MTX＋VP-16和应用包括新药的联合方案。

(2)NSCLC的联合化疗方案：对于NSCLC有效的药物主要是铂类和近年来出现的新药。Ⅰ～ⅢA期SCLC的治疗以手术为主。化疗一般用作术后辅助治疗，在ⅢA期可作为术前治疗。Ⅳ期则以化疗为主，可以适当放疗。虽然对于NSCLC的有效方案很多，但总的疗效不如SCLC。有效率一般在20%～40%，有的报告可在50%左右，但大都需要应用造血刺激因子。NSCLC化疗能达到完全缓解的患者较少，因绝大多数不能通过化疗根治，需要配合其他治疗手段，如放疗或手术。

NSCLC常用的联合化疗方案

一线方案：

1)NP 方案

NVB　25mg/m²，静脉滴注，第1、第8日(注意保护静脉，快速滴注后用生理盐水冲洗静脉)；

DDP　30mg/m²，静脉滴注，第1～第3日(适当水化利尿止吐)；

3周为1周期，3周期为1个疗程。

2)MVP 方案

MMC　10mg/次，静脉注射，第1日；

VDS　3mg/m²，静脉注射，第1、第8日；

DDP　30mg/m²，静脉滴注，第2～第3日(适当水化利尿止吐)；

3周为1周期，3周期为1个疗程。

二线方案：

1)PP 方案

PTX　135～175mg/m²，静脉滴注3小时(并预处理及观察)，第1日；

DDP　60mg/m²，静脉滴注(配合止呕药和水化)，第1日；

3周为1周期，3周期为1个疗程。

2)PC 方案

PTX　135mg/m²，静脉滴注3小时(并预处理及观察)，第1日；

CBP　50mg/m²，静脉滴注，第2日；

4周为1周期，3周期为1个疗程。

3)TP 方案

TXT　60mg/m²，静脉滴注1小时(并预处理及观察)，第1日；

DDP　30mg/m²，静脉滴注(适当水化利尿止吐)，第1～3日；

3周为1周期，3周期为1个疗程。

4)GP 方案

GEM　1 000mg/m²，静脉滴注，第1、第8、第15日；

DDP　80～100mg/m²，静脉滴注，第2日(正规水化利尿止吐)；

4周为1周期，4～6周期为1个疗程。

5)CIE 方案

CBP　300mg/m²，静脉滴注，第1日；

IFO　1 500mg/m²，静脉滴注，第1、第3、第5日；

美斯纳　400mg，在注射IFO的第0、第4、第8小时静脉注射(配合水化)；

VP-16 60mg/m^2,静脉滴注,第1～第4或第5日;

4周为1周期,3周期为1个疗程。

解救方案:(在其他方案耐药时应用)

1)GP或GT方案

GEM 800～1 000mg/m^2,静脉滴注,第1、第8、第15日;

PTX 60～90mg/m^2,静脉滴注,第1、第8、第15日;

(或TXT 30～40mg/m^2)

4周为1周期,3～4周期为1个疗程。

2)MNP方案

MMC 8mg/m^2,静脉注射,第1日;

NVB 25mg/m^2,静脉注射,第1、第8日;

DDP 80mg/m^2,静脉滴注,第1日(正规水化利尿止吐)。

3周为1周期,3周期为1个疗程。

六、生物治疗

通过生物反应调节剂提高患者的免疫功能达到治疗的目的,已经有很多尝试,但成功的不多。在放疗或化疗后应用白细胞介素-2治疗非小细胞肺癌的结果有待进一步观察。我国学者和日本学者在化疗/放疗同时应用香菇多糖,3～5年治愈率较对照组有一定提高。

肺癌引起的癌性胸水,注射白细胞介素-2疗效较好,目前在很多单位已经成为首选的方法。其机制可能是通过激活T淋巴细胞,起到TIL的作用。

基因治疗:目前肺癌的基因治疗刚刚开始。如前所述,和肺癌发生发展有关的基因很多,但从治疗来看,进入临床的只有抗癌基因*P53*。*P53*和等位基因的变异在人类肿瘤发生中是最常见的基因突变,在肺癌患者中存在*P53*基因突变的占50%左右,并且已有资料说明和NSCLC患者的预后相关。1994年美国RAC(重组DNA咨询委员会)批准Roth等进行临床试验,1997年初步结果报告他们以重组腺病毒介导的野生型*P53*(Ad*P53*)通过气管镜或在CT引导下局部注射治疗18例晚期NSCLC的初步结果。9例患者单独接受基因治疗,剂量为10^6～10^8U的5例中,1例病情稳定,剂量为10^6～10^8单位的4例中,3例稳定;在和顺铂联合治疗的6例患者中,1例部分缓解,5例稳定。基因治疗无明显毒性,患者耐受良好。作者认为基因治疗目前适用于肿瘤负荷较小的患者。Takayama 等应用野生型 *P53* 和 *P21* 基因 cDNA 转染的腺病毒在体外与肺癌细胞共同培养,能够抑制肿瘤的生长。并认为 *P53* 的作用比 *P21* 强,*P21* 单用不能诱导肿瘤细胞凋亡。此外,反意基因、免疫基因和自杀基因等也都在进行肺癌实验研究,可望在不久的将来进入临床研究。

七、肺癌复发患者的处理

对很多将复发的肺癌患者,有效地解除癌症引发的症状具有重要意义。如果能谨慎选择患者,并完全切除边缘,局部复发相对少见。然而,复发可以发生于支气管残留、胸膜、引流途径或胸部手术瘢痕。纵隔复发较严重,而且标志着很可能已有远处转移。以上情况一般应用放疗,特别是以前没有照射过的患者。

对于未做切除的患者,局部控制是个大问题。即使使用最新的化放疗方案,原发肿瘤的长时间控制只有 15%~20%。事实是很多患者在临床发现局部复发之前已经死于远处转移。

远处有症状的转移主要是脑、骨骼、肝和肺。不同的组织学亚型,转移的频度和分布差别不大。人们注意到有些研究中,不同组织类型转移的器官选择性有一定差异,如在小细胞癌和腺癌,脑转移较多。对于全面检查后未发现其他的"孤立"性转移患者的处理存在一些争论,这种情况下试图进行根治性治疗成功的很少。尸体检查资料表明,这样的患者肿瘤可能播散到很多其他组织,但多数在患者生存时处于静止状态未被发现,而这些可以导致患者全身衰竭。

有时外科方法(例如病理性骨折的整复或内脏梗阻的解除)在肺癌姑息治疗中可以取得良好的效果,但是最常用的局部姑息治疗是放疗。患者通常对简单短疗程放疗,1~10 次照射反应良好,并发症少。一般常见的症状有咳血、疼痛、咳嗽,气道梗阻引起的气短和呼吸衰竭,脑、骨等内脏和软组织转移。

40 年前小细胞肺癌还是很难治愈的恶性程度很高的肿瘤,目前由于对 SCLC 生物行为的认识和新药的增多,能治愈的患者已经愈来愈多,成为在一定程度上可治愈的肿瘤之一,小细胞肺癌正在从"不治之症"变为可治之症。NSCLC 治愈率的提高在很大程度上取决于早期发现、早期诊断和早期治疗。但近年来也有较多的进展,特别是手术前用药已经取得肯定的成果。近 10 年来对于 NSCLC 有效的新药已经明显增多,上皮生长因子受体(EGFR)抑制剂正在进行临床研究,结果令人鼓舞，提高治愈率只是时间问题。由于对宿主因素和肺癌的正负基因的深入认识，人们对生物和基因治疗寄予厚望。

勿庸置疑，由于肺癌病因、发生发展以及生物学行为的复杂和不均一性，全面根治肺癌的进程可能需要几代人的努力才能完成。但无论如何，人类正在一步一步地不断取得进展。

第六章　胃癌

胃癌是世界上最常见的恶性肿瘤之一，尽管近年来胃癌发病率呈明显下降趋势，但在全世界范围仍仅次于肺癌而居各种恶性肿瘤死因的第二位。

一、诊断

（一）临床表现

1.症状

胃癌的发生和发展是一个缓慢、长期的过程，因此，症状的出现也是一个从隐匿、间断逐渐到持续加重的过程。胃癌的常见症状如下。

(1)腹部胀痛：是最常见的症状。初始疼痛比较隐匿、间断，逐渐发展为持续。约 80%的患者有疼痛的表现。

(2)食欲减退和消瘦：是常见症状。肿瘤引起胃蠕动减少致食欲减退，以至消瘦，个别患者消瘦非常明显。

(3)进食梗阻和呕吐：进食梗阻主要为贲门癌的表现，呕吐是幽门或胃窦肿瘤造成梗阻，这种呕吐往往量大，呕吐物有大量宿食。

(4)呕血、黑便、贫血：约 30%的胃癌患者有上消化道出血的表现。一般出血量小，多数可以自行停止，但多表现为反复出血。长期出血可造成贫血。大量出血表现为呕血，有时需急诊手术止血。黑便是胃出血的特殊表现，呈柏油样。

2.胃癌的体征

早期胃癌多无明显的体征，大多数体征是晚期胃癌的表现。

(1)上腹部压痛：压痛往往较弥散，定位不明确，少数患者压痛明显，并伴有肌紧张、反跳痛。

(2)淋巴结肿大：主要是转移性淋巴结肿大。常见的是锁骨上淋巴结转移，少数有左腋下淋巴结转移。

(3)腹水、盆底种植结节：由于肿瘤在腹腔内播散，造成腹水以及盆底种植结节。通过腹水检查，可以查出癌细胞；通过肛门指检，可以查出盆底的种植转移结节。

(4)梗阻、黄疸：由于胃窦或幽门部肿瘤可使胃腔变小致幽门梗阻，胃癌腹腔播散可造成肠管粘连，形成消化道梗阻；肝门的淋巴结肿大和广泛的肝转移可以造成黄疸。

(5)贫血貌、消瘦、恶病质：均是晚期肿瘤的表现，在胃癌中常见。

3.胃癌的肿瘤伴发性综合征

胃癌在临床上经常有肿瘤伴发性综合征的表现，常见的有黑棘皮病、掌棘皮病、圆形糠疹、鲜红皮肤乳头状瘤、皮肌炎、多发性肌炎、低血糖症和高血糖症等。

(二)辅助检查

1.常规检查

大便隐血试验：如患者大便隐血试验持续阳性，对胃癌的诊断有参考意义。

2.胃液检查

(1)胃液分析：正常胃液无色或浅黄色，每100mL胃液中游离盐酸0～10U，总酸度为10～50U。胃癌患者的胃酸多较低或无胃酸。当胃癌引起幽门梗阻时，可发现大量食物残渣，如伴有出血，则可出现咖啡样液体，对胃癌的诊断具有一定的意义。

(2)四环素荧光试验：四环素试验方法很多，但基本原理都是根据四环素能与癌组织结合这一特点。如四环素进入人体后被胃癌组织所摄取，因而可以在洗胃液的沉淀中见到荧光物质。方法是口服四环素250mg，每天3次，共5天，末次服药后36小时洗胃，收集胃冲洗液，离心后沉渣平铺滤纸上，室温干燥，在暗室中用荧光灯观察，有黄色荧光者为阳性。阳性诊断率为79.5%。

(3)胃液锌离子测定：胃癌患者的胃液中锌离子含量较高，胃癌组织内含锌量平均为11 400mg/kg，等于健康组织含锌量的2.1倍。因胃癌患者的胃液内混有脱落的胃癌细胞，癌细胞中的锌经过胃酸和酶的作用，使其从蛋白结合状态中游离出来，呈离子状态混入胃液中。所以，胃癌患者的胃液中锌离子含量增高。

(4)高效液相色谱方法：是一种常用的化学分析方法，可以同时分离检测多种物质并显示每一种物质的浓度与光谱特性。这种方法操作简便，采用细颗粒的高效固定相，分辨率高，非常适用于分离生物大分子、离子型化合物、不稳定的天然物质及其他各种高分子化合物。高效液相方法可以同时分析多种物质的成分及含量，以紫外光检测器检测，可同时获得多种物质的紫外光吸收光谱特征。应用高效液相方法分析胃液的成分，发现进展期胃癌与胃良性病变患者胃液的高效液相紫外光吸收光谱明显不同，胃癌患者峰位数明显多于胃内良性病变患者，这表明进展期胃癌与胃内良性病变患者胃液的成分明显存在差异。以 CART 方法建立胃癌最佳判别模型，诊断进展期胃癌先验概率的敏感度为 91.9%，特异度为 90.7%；后验概率的敏感度为 89.2%，特异度为 90.7%。这反映胃癌患者胃内成分的复杂性及胃液多种成分联合检测用于胃癌诊断的可行性。高效液相光谱法用于胃癌诊断具有广阔的前景。

3.病理学检查

(1)胃脱落细胞学检查：此项检查由于方法改进、诊断技术的提高，诊断胃癌的阳性率已达 80%～96%。胃脱落细胞学检查是诊断胃癌的一种较好的方法，操作简单，阳性率高，痛苦小，患者易于接受。但它不能确定病变的部位，所以，应与 X 线检查、胃镜检查等相结合应用。

(2)胃黏膜活检：胃黏膜活检主要通过胃镜检查进行。由于活检的组织小，组织挤压变形明显，诊断较大病理困难。胃组织活检的诊断正确率高，误诊主要是由于没有活检到肿瘤组织，有时由于胃活检钳取组织少，无法鉴别诊断。

4.免疫学检查

(1)胎儿硫糖蛋白抗原(FSA)：为胃液中 3 种硫糖蛋白抗原之一。此类抗原可存在于胃癌细胞及癌组织周围黏膜细胞内，胃癌患者的胃液中含量较高。

(2)胃癌抗原(GCA)：是一种肿瘤相关的抗原。存在于胃癌患者的胃液中，是具有免疫活性的糖蛋白。

5.胃蛋白酶原法筛选胃癌

血清胃蛋白酶原是萎缩性胃炎的标志物，虽不是真正意义上的肿瘤标志物，但由于萎缩性胃炎是胃癌的癌前病变，所以把胃蛋白酶原法筛选呈阳性者作为胃癌高危人群加以筛选这一方法，已被应用于对胃癌的检诊。

6.基因检测诊断

胃癌的发生是一个多因素、多基因变异的过程，该过程涉及多种原癌基因的激活和抑癌基因的失活。原癌基因的活化和抑癌基因的失活是导致肿瘤发生、发展的重要因素，而抑癌基因可能是抵御肿瘤发生的重要保护机制。基因诊断是通过探测基因的存在，分析基因的类型和缺陷及其功能是否正常，从而达到诊断疾病的一种方法。目前所谓的肿瘤分子诊断是指检测肿瘤相关基因及其表达产物的诊断方法。目前已发现的与胃癌有关的癌基因和抑癌基因有 *bcl-2*、*c-myc*、*p16*、*p53*、*p27* 基因及其他基因，如 *c-jun*、*ets*、*ras*、*fas*、*survlvm*、*cerbB2*、*apc*、*dcc*、*rb*、*c-met*、*nm23*、*ck18* 等基因，不但参与肿瘤的发生，而且也参与肿瘤的转移过程，与肿瘤的浸润及转移有密切的关系。

7.生物芯片癌检技术

肿瘤的早期诊断极为困难，近年来，肿瘤蛋白表达物的基础研究发展迅速，已有多种肿瘤标志物被公认为较好的临床诊断指标。但其种类偏少、特异性较差仍是阻碍临床应用的主要原因。为了提高诊断的阳性率和准确率，临床上通常需要联合儿种肿瘤蛋白标志物同时对一种肿瘤进行检测。为此，生物芯片技术应运而生。生物芯片技术是20世纪90年代出现的一种高通量、高灵敏度、高特异性且微型化的蛋白质分析技术，是当今生命科学研究领域发展最快的技术之一，该技术可以同时对十余种常用肿瘤蛋白标志物进行联合检测，对肝癌、肺癌、胃癌、食管癌、前列腺癌、结直肠癌、乳腺癌、卵巢癌、胰腺癌和子宫内膜癌等十多种常见肿瘤进行早期诊断。

8.X线检查

X线检查是胃癌主要的检查方法，X线钡剂检查在胃癌的定性检查中具有重要意义，其定位诊断价值超过纤维胃镜，是临床上常用的诊断方法。它的主要缺点是对直径＜1cm的病灶容易漏诊，对早期浅表性肿瘤诊断困难。

胃癌的X线检查主要是通过对胃黏膜的形态、胃充盈的形态、胃壁的柔软度和蠕动进行诊断，有两种方法：①传统的黏膜法、充盈法、挤压法。②低张X线双重气钡对比检查。前者对于较大的病灶诊断价值较高，但易漏诊较小的病灶，一般诊断正确率在90%左右。低张X线双重气钡对比检查对较小的病变诊断有较大价值，可以发现直径＜1cm的肿瘤，但年老体弱者不易耐受。

(1)早期胃癌的X线表现

1)隆起型(Ⅰ型)：肿瘤呈圆形或椭圆形向腔内凸起，形成充盈缺损，多较小，加压检查时容易发现。

2)浅表型(Ⅱ型)：肿瘤呈轻微的隆起或凹陷，表现为不规则的轻微隆起和凹陷、黏膜中断、纠集。检查时最好使用加压或双重气钡检查。

3)溃疡型(Ⅲ型)：肿瘤呈浅溃疡改变，表现为大小不等的不规则凹陷，边缘呈锯齿状。

(2)进展期胃癌的X线表现

1)增生型：肿瘤呈巨块状，向胃腔内生长为主。X线表现为充盈缺损、多不规则，病灶边缘多清楚，胃壁僵硬且蠕动差。

2)浸润型：肿瘤沿胃壁浸润性生长。X线表现为黏膜破坏、紊乱，胃蠕动消失，胃腔狭窄，严重者呈“皮革胃”改变。

3)溃疡型:肿瘤向胃壁生长,导致局部增厚、中心坏死,导致溃疡。表现为不规则龛影,周围有环堤、边缘不整,常见指压征。

4)混合型:肿瘤具有上述多种改变。X线检查亦具有以上3型的各种表现。

(3)胃癌与胃良性溃疡的X线鉴别诊断:胃良性溃疡是常见疾病,其X线表现明显不同于胃癌。

9.CT检查

CT检查是一种常用的胃癌检查方法,对于胃癌的定位、范围的确定、浸润深度、周围器官的侵犯、淋巴结的转移有极大的临床价值,在肿瘤的定性诊断和鉴别诊断方面亦有一定意义。特别在术前帮助判断肿瘤能否切除有肯定价值。

胃癌的CT检查主要通过对胃壁厚度、肿瘤的浸润深度、周围器官的侵犯、淋巴结的肿大、腹腔其他器官的改变来诊断胃癌。

正常的胃壁厚度为5mm以下,在肿瘤情况下,局部胃壁增厚、肿块,伴不规则改变,局部强化。通常BorrmannⅠ型表现为胃壁的局部肿块,BorrmannⅡ型和Ⅲ型表现为肿块和溃疡,BorrmannⅣ型表现为弥漫的胃壁增厚。

肿瘤向周围的侵犯主要表现在肿瘤与邻近器官间的脂肪层消失、肿瘤与相关器官融合成块等,需结合其他改变综合分析。

胃周围淋巴结的正常大小有不同报道,直径为8～15mm。对于直径＜10mm的淋巴结很难确定是否转移。如淋巴结较大,呈圆形或椭圆形,有融合多为转移性淋巴结。

在胃的上腹部CT检查中,可同时观察肝、腹膜等的转移。

胃淋巴瘤是胃的恶性肿瘤之一,近年发病率增加很快。临床上术前诊断比较困难,主要表现为胃壁的弥漫性增厚及胃周的淋巴结肿大。

10.胃镜检查

胃镜经历多年的发展,从硬管胃镜、半可屈式胃镜、纤维胃镜,直到现今广泛使用的电子胃镜、超声胃镜。胃镜的发明和发展对胃黏膜病变和胃癌的诊断,特别是早期诊断具有极大的意义。胃镜的定性价值极大,但定位价值欠佳,而X线钡剂检查定位诊断非常可靠,两者结合方可获得准确的定性诊断和定位诊断。

(1)早期胃癌的表现

1)表浅型:病变与周围黏膜等高,无明显的隆起或凹陷,主要表现为黏膜的充血、糜烂,范围往往较小,肉眼诊断较困难。此型与胃黏膜炎性病变较难鉴别,多需病理检查确定。

2)隆起型:病变呈颗粒状、息肉状、乳头状隆起,黏膜可呈苍白或充血糜烂样,与周围边界不清，如病变较大、广基常为恶性改变。此型与黏膜下病变如间质来源的肿瘤、黏膜病变如良性息肉等需做鉴别。

3)凹陷型：病变呈糜烂、溃疡凹陷状，与周围界限多较清楚，溃疡内黏膜可呈高低不平，附有污秽、出血等，周围黏膜可呈纠集、增粗、中断等。此型与良性溃疡需做区别。

(2)进展期胃癌的表现：进展期胃癌肿瘤较大，表现类型同早期胃癌，但较大的肿块、溃疡临床上诊断多不困难。需要特别注意的是，弥漫浸润型(皮革胃)胃癌有时胃黏膜完好，仅可发现胃壁较硬，蠕动不明显，易于造成误诊。可结合X线检查帮助诊断。

(三)鉴别诊断

1.上腹痛

胃癌初期最常见症状之一，上腹痛开始轻微或伴有腹胀，无特异性，极易被忽略。疼痛可为间歇性，呈钝痛或胀痛，进食后可加重，碱性药物不能缓解。疼痛可渐进性加重，胃癌累及幽门区可出现呕吐，而溃疡型胃癌疼痛可有节律性。临床需与下列疾病相鉴别。

(1)胃炎：慢性胃炎疼痛无节律性及周期性，以消化不良症状为主，与进食无关，餐后常有饱胀不适和烧灼感，少数患者伴有反酸、嗳气等。疼痛多为隐痛，时隐时现，长期存在，胃镜检查可明确诊断。

(2)消化性溃疡：最重要的特征是反复发作，具有明显周期性及节律性，胃上部溃疡呈餐后痛，幽门溃疡为空腹痛，夜间痛常见。碱性药物可缓解疼痛，全身症状轻，X线钡剂检查、胃镜检查有特征性表现。

(3)胃恶性淋巴瘤与胃平滑肌肉瘤：上腹痛可为其最常见症状，早期缺乏特异性，仅表现为消化不良，进展期表现为贫血、消瘦及上腹部包块。鉴别诊断主要依靠B超、CT和胃镜等检查。

(4)胆囊炎：持续性右上腹部钝痛，可向右肩部放射，伴有腹胀、恶心、嗳气，急性发作时可有阵发性绞痛、发热、黄疸，B超及造影能明确诊断。

(5)慢性胰腺炎：腹痛同样为胰腺炎最常见症状，常为上腹部深部疼痛，具有穿透性，进食后加重，夜间可发作。可放射至腰背部，反复发作。急性期可出现黄疸、发热，血淀粉酶、尿淀粉酶升高，B超、CT有诊断价值。

2.食欲减退及消瘦

恶性肿瘤是消瘦的常见原因，部分胃癌患者食欲缺乏为首发症状，肿瘤早期即可引起胃肠功能紊乱，导致摄入不足、代谢消耗增加，出现消瘦、乏力、贫血及营养不良。其他消化系统疾病如慢性胃炎、肝病、肠道肿瘤亦可出现食欲缺乏及消瘦，其鉴别除有赖于各器官及系统疾病特有的症状、体征外，当患者年龄较大、出现不明原因消瘦时应警惕恶性肿瘤的存在。如无肯定发现，应定期随访观察症状变化以期及时发现。

3.恶心、呕吐

胃癌早期即可表现为恶心，发展至中晚期，特别是胃下部癌包括胃窦癌及幽门管癌，出现幽门梗阻(癌肿堵塞或水肿)，恶心、呕吐可为常见症状。尤其是餐后、隔夜或数餐后呕吐宿食，以及夜间呕吐等，呕吐前常伴有明显腹痛，呕吐后腹痛仍然存在，应警惕胃癌的可能。而活动性消化性溃疡可因幽门充血、水肿、痉挛致餐后呕吐，呕吐物一般无隔夜宿食，且呕吐后腹痛可缓解。肠梗阻表现为进食或不进食均可出现频繁剧烈呕吐，根据梗阻部位不同呕吐物成分可不同。腹部X线片、B超和造影等可鉴别。

4.上消化道出血及黑便

上消化道出血临床最常见的原因依次为消化性溃疡、食管胃底静脉曲张破裂、急性胃黏膜病变和胃癌等。胃癌多为少量出血，早期即可出现黑便，长期少量出血表现为大便隐血试验持续阳性并引起贫血，常伴有食欲缺乏、上腹痛、消瘦等。中老年患者既往有胃病史，持续大便隐血试验阳性，出血量与贫血不符，应警惕胃癌的可能。上消化道出血可为胃体癌首发症状，溃疡型胃癌侵蚀大血管时可出现剧烈呕血和黑便。

(1)消化性溃疡：本病在引起消化道出血原因中居首位。十二指肠溃疡占绝大多数。一般为静脉出血，表现为黑便或柏油样便，出血量大时可为鲜血。出血前数日腹痛加重，应用碱性药物缓解效果不佳，呕血时有强烈恶心感，呕血后疼痛可消退，确诊依靠胃镜检查。

(2)食管及胃底静脉曲张破裂出血：肝硬化门静脉高压失代偿期表现，可合并黄疸、腹水、脾大，常为无痛性大量呕血，多有肝炎病史。

(3)急性胃黏膜病变：包括糜烂性胃炎和应激性溃疡，多存在诱发因素，如进食药物或应激刺激，出血为其主要表现。常为反复少量多次出血，应激性溃疡多发生于疾病2～15天，胃镜检查显示多发溃疡，表浅不规则，直径0.5～1.0cm，基底干净，好发于胃底和胃体。

(4)胃恶性淋巴瘤与胃平滑肌瘤：反复持续少量出血较为常见，部分可为首发症状，常伴有疼痛、包块及贫血症状。

(5)胆管出血：表现为右上腹或剑突下阵发性绞痛，疼痛缓解后可出现便血或呕血，呕血呈细条状，可触及肿大的胆囊，可伴有发热、寒战、黄疸等。胆石症、肿瘤和创伤为其原因。

5.吞咽困难

表现为吞咽费力，吞咽过程延长或无法吞咽食物。胃上部癌吞咽困难为其最具特征性表现，常为首发症状，表现为渐进性吞咽困难，常伴有恶心和烧灼感，久之出现食欲缺乏及消瘦，X线钡剂检查、内镜检查均可明确诊断。

（1）食管癌：吞咽时胸骨后烧灼感，呈针刺样疼痛，伴有轻度哽噎、食物滞留感，进展期呈进行性吞咽困难，X线造影及食管镜检查可明确诊断。

（2）食管、胃上部平滑肌瘤：呈缓慢进行性、间歇性吞咽困难，食管内异物感，胸闷，食管镜检查或胃镜检查为主要诊断手段。

（3）食管贲门失弛缓症：吞咽困难为本病最常见及最早出现的症状，可突然出现，症状反复，病程长，与食物及精神刺激相关，夜间反流常见。X线钡剂检查、造影示食管下段呈“鸟嘴样”改变。

6.上腹部包块

临床上最多见的即是肿瘤性包块，恶性肿瘤居多，病情较复杂，鉴别诊断困难。部分胃癌患者可在中、上腹部相当于胃投影区任何部位触及肿块，以右上腹最多见。胃体癌肿块常位于腹中线附近，实性，结节样，边界不清，外型不规则，表面粗糙、质硬等，多为原发肿瘤。晚期肿块向周围组织浸润而固定。发生转移时可在腹腔、盆腔、直肠、子宫（膀胱）陷凹、脐部等处触及肿块，临床上发现上腹部肿物应注意与下列疾病相鉴别。

（1）胃平滑肌瘤（肉瘤）：病程长，肿瘤较大，有沉重感，呈球形或椭圆形，好发于胃上部，表面光滑，活动度好，肉瘤表面不光滑，肿瘤较大时可引起溃疡坏死及出血、梗阻。腔内型肿瘤做X线检查和胃镜检查有相应表现，腔外型肿瘤进行CT、MRI检查有诊断意义。

（2）胃恶性淋巴瘤：是除胃癌外最常见的胃部恶性肿瘤，多发于胃窦及幽门前区，绝大多数为非霍奇金淋巴瘤，除上腹痛、消瘦外，1/3患者可触及肿物。贫血及穿孔等较多见。X线诊断率低，内镜检查需深部活检，有时可明确诊断，部分患者需剖腹探查。

（3）胰腺肿物：包括炎性肿物、囊性癌肿等。炎性肿物可追问到上腹剧痛、发热、恶心、呕吐及黄疸等急性炎症史，肿块位于左上腹或脐部，边界不清，有压痛。血淀粉酶可升高。CT检查可发现胰腺钙化、水肿等。囊肿以假性囊肿多见，继发于胰腺炎或创伤后，好发于胰体尾部，肿块位于中上腹偏左，囊性感，表面光滑。B

超、CT检查示胰腺结构不清，囊性肿物单发或多发，血淀粉酶可升高或正常。胰腺癌多起始于胰头部，囊腺癌多位于胰体、尾部。以进行性黄疸、持续性腹痛为主症，能触及肿块者多数已为晚期。

(4)结肠肿块：特别是结肠癌，一般位置较深，轮廓不规则，质地坚硬，有沉重感，表面不光滑，临床上常有上腹胀痛，大便习惯改变，隐血试验持续阳性或有慢性贫血征象，部分患者可并发梗阻症状。钡剂灌肠及肠镜可明确诊断。但当胃癌侵及横结肠或横结肠癌累及胃体时可造成诊断困难，甚至需剖腹探查。

(5)左肝癌：既往有病毒性肝炎史、肝区疼痛、食欲减退、消瘦、腹胀。查体，肝区有压痛及不规则肿块，AFP升高。B超及CT检查发现左肝占位性病变。

(6)消化性溃疡：肿块少见，当溃疡穿孔形成局限包裹时可触及包块。患者多有间歇性发热，无规律性疼痛，制酸药疗效差，查体时肿块有压痛，可追问到溃疡穿孔史。

(7)其他如肠系膜肿块、小肠肿瘤及胆系肿块等临床少见，胃部症状不明显，鉴别较容易。

7.胃癌转移病灶症状鉴别诊断

胃癌邻近脏器转移常需与胰腺、肝、胆囊、横结肠等疾病相鉴别。肝转移发现黄疸、腹水及肝大时，需与肝硬化腹水、结核性腹膜炎或其他脏器恶性肿瘤所致的腹水鉴别。腹腔种植转移时直肠陷凹可触及肿块，妇科检查可触及卵巢肿物。胃癌远处转移常引发相应脏器症状。肺转移出现呼吸困难、咳血、胸痛。脑转移出现颅内压增高等神经症状。少数患者首诊以转移灶症状就诊，需提高警惕，在排除其他脏器疾病的同时，努力寻找胃原发灶是关键。

8.胃癌伴癌综合征鉴别诊断

胃癌伴癌综合征主要有：①皮肤综合征。②癌性非转移性神经肌肉综合征。③心血管—血栓栓塞综合征。④内分泌代谢综合征。⑤血液病综合征。其他尚有肾病综合征等伴癌综合征可与胃癌同时存在，并随胃癌治疗效果相应变化。临床上遇到伴癌综合征发现于胃癌症状之前的病例时，应提高警惕，尚需施行钡剂造影、内镜等相应检查，以免漏诊或误诊。

二、治疗

肿瘤治疗已经取得了很大的进展，胃癌的手术率、手术切除率、治愈性切除率、5年生存率均取得了很大的提高。虽然胃癌的化疗和放疗取得了一定的进步，但外科手术仍然是胃癌的主要治疗方法。目前国内早期胃癌的5年生存率为89%～95%，进展期胃癌的治愈性手术后5年生存率为37%～53%，胃癌5年总生存率为20%～30%。

（一）外科治疗

胃癌的外科治疗有100多年的历史，从开始的胃大部切除到全胃、贲门的切除，从简单的胃大部切除到根治性切除，从一般根治术到扩大根治术，从胃切除术到联合器官切除术，胃癌外科治疗有了长足的进步。近年的临床研究显示，单纯依靠外科技术进一步提高胃癌治愈率已很困难，应在早期诊断和综合治疗方面做更多的工作，提高胃癌的治疗水平。

胃癌的外科治疗根据切除肿瘤的程度分为治愈性手术和姑息性手术。过去胃癌淋巴结清扫的站别以R表示。但是，由于淋巴结清扫的站别并不能表示是根治性切除还是姑息性切除，近年已将D代替R，分别为$D_{1\sim4}$，它反映切除范围而非是否根治。

目前主要根据手术时和手术后的病理检查来估计手术的根治性。具体为：①根治性A，无肿瘤残留，治愈的可能性大。其要满足下列条件，即$T_1T_2N_0$以D_1、D_2、D_3、D_4治疗者，N_1以D_1、D_2、D_3治疗者，远近切端>1cm，同时$M_0P_0H_0$。②根治性B，无肿瘤残余，估计略逊于根治性A。③根治性C，有明显肿瘤残留。

1.治愈性切除

胃癌的治愈性手术是指将原发肿瘤与转移淋巴结以及受侵犯的周围组织一并切除，以达到治愈目的的手术。它强调3个方面：①远近切端无肿瘤残留。②清除的淋巴结站数大于转移的淋巴结站数（D>N）。③邻近组织器官中无肿瘤残留。肿瘤手术分为两大部分：①肿瘤切除和淋巴结清扫。②消化道重建。其中肿瘤切除是主要的。

（1）胃切除：胃癌的胃切除一般根据胃癌的大小与部位来决定。依据切除的大小可将其分为胃局部切除术、胃大部切除术、全胃切除术、胃合并联合器官切除术。具体切除范围和适用病情如下。

1）胃局部切除：对于早期肿瘤，有部分医师采用胃的局部切除，其临床价值尚待科学研究和评估，而且早期胃癌的原发机会达5%～8%。

2）胃大部切除：胃大部切除是胃癌切除的主要形式，根据切除胃的部位又分为近端胃大部切除和远端胃大部切除。胃大部切除的范围应根据肿瘤的范围来决定，可以是胃的50%～80%。胃的近端大部切除适用于贲门及胃体高位肿瘤，胃的远端大部切除适用于胃窦癌、胃角癌和远端胃体癌。

3)全胃切除:主要用于肿瘤病变超过两个分区以上的胃癌。部分医师曾建议对贲门癌和胃体癌也采用全胃切除。但近年多数专家认为,在保证切缘和淋巴结清扫的情况下,尽量保留部分胃,对于减少手术并发症、改善术后生活质量有重要价值。

4)胃合并联合器官切除:胃的联合器官切除有以下3种情况。肿瘤侵犯邻近器官,需要将受侵器官行联合切除,如受侵的横结肠、胆囊、肝、胰腺等;胃癌合并邻近器官孤立或少数转移灶,可将原发灶及转移灶分别切除,如合并的肝转移;胃癌有较大机会发生器官周围淋巴结转移时,需将受累的器官一并切除,如胃体癌和贲门癌的合并胰体尾、脾的切除。此种联合切除有较高的手术并发症,生存情况未见明显改善。因此,目前该方法仅用于肿瘤侵犯胰体尾或脾门淋巴结有明显转移的患者。

(2)手术切缘:胃癌的手术切缘是胃癌手术很重要的部分。保证手术切缘阴性是根治性手术的标准之一。

胃癌的切缘与肿瘤的浸润距离有关,不同的肿瘤大小、肿瘤类型、肿瘤生长方式的浸润距离是不同的。这里的浸润包括:肿瘤沿组织间隙的扩散,肿瘤侵犯胃壁的血管、淋巴管、神经。多数研究显示,中、高分化腺癌,内生为主,局限性肿瘤一般不超过3cm;低分化、未分化黏液腺癌、印戒细胞癌,溃疡型、浸润性生长者,浸润距离较长,可达到3~5cm。因此,临床上对第一种情况,需要选择3~4cm的切缘;对第二种情况,采用5~6cm的切缘。

在手术过程中,避免切缘阳性主要靠直接观察和冷冻切片病理检查。标本切下后,应及时查看标本切缘是否满意,肿瘤边缘清楚且距离超过2cm以上即可;如果肿瘤边界不清楚、距正常组织边缘小于2cm,应进行术中冷冻切片病理检查,确定切缘是否阳性。

(3)淋巴结清扫

1)胃淋巴结的分组:胃的周围淋巴结共分为20组,分别是贲门右淋巴结、贲门左淋巴结、胃小弯淋巴结、胃大弯淋巴结、幽门上淋巴结、幽门下淋巴结、胃左动脉干淋巴结、肝总动脉干淋巴结、腹腔动脉周围淋巴结、脾门淋巴结、脾动脉干淋巴结、肝十二指肠韧带内淋巴结、胰后淋巴结、肠系膜根部淋巴结、结肠中动脉周围淋巴结、腹主动脉周围淋巴结、胰前淋巴结、胰下淋巴结、膈肌下淋巴结、食管裂孔淋巴结。

2)胃淋巴结的分站:胃周围的20组淋巴结在临床上又被分为4站,习惯上用N_1、N_2、N_3、N_4表示。

3)胃癌的淋巴结转移:据文献报道,早期胃癌的淋巴结转移率为3.3%～33.4%,国内报道多在10%左右;不同类型的进展期胃癌淋巴结转移为48%～81%,其中第1站淋巴结转移占74%～88%,10%～20%的患者有第2站以上的淋巴结转移。

4)胃癌手术的淋巴结清扫:胃癌手术的切除根据淋巴结清扫的站数分为D_1、D_2、D_3、D_4,其分别清扫第1、第2、第3、第4站淋巴结。一般根治术的要求是清扫范围超过淋巴结转移范围1站,即若肿瘤有第2站转移,手术清扫到第3站淋巴结。在临床上,有时根据肿瘤和机体的情况,在手术中进行选择性扩大或缩小原有大清扫范围,称为改良根治术,如在D_2的基础上扩大清扫数组淋巴结,称为扩大D_2。

5)不同分期胃癌的淋巴结清扫:不同分期胃癌的淋巴结转移率和转移的站数是不同的。临床上应根据肿瘤的大小、浸润深度、淋巴结的情况和转移的站数,选择胃癌的清扫范围。目前多数临床医师认为Ⅰ期胃癌因为没有淋巴结转移,采用D_1、D_2、D_3清扫的结果相同,由于在临床上无法判断分期,故多采用D_2。Ⅱ期胃癌淋巴结转移至第1站,建议采用D_2清扫术。对于Ⅲ期胃癌,其淋巴结转移至第2站,理论上应清扫第3站淋巴结,但临床上多采用扩大的D_2清扫来代替D_3手术。Ⅳ期胃癌手术是姑息性手术,应根据患者的综合情况决定手术方式。

(4)早期胃癌的手术治疗

1)早期胃癌手术治疗的原则:早期胃癌在病理学和生物学方面有特点,因此其手术也有特别注意点。早期胃癌病灶较小,手术中有时无法查出,造成手术困难,要求医师在术前通过胃镜和胃钡剂检查仔细定位,手术中寻找病灶有两种方法,即术中切开胃壁和术中采用胃镜检查;早期胃癌的淋巴结转移率为3.3%～33.4%,部分有第2站淋巴结转移,因此一般宜进行改良D_2切除或扩大D_1切除;早期胃癌的边界不易确定,同时原发可达到5%～8%,术中宜在标本切下后立刻检查,避免形成切缘阳性。

2)胃癌的局部切除:近年来随着早期胃癌检出的增多,许多学者探讨缩小手术,进行胃癌的局部切除。方法有经腹腔镜局部切除、经胃镜切除、经腹胃局部切除、经腹腔镜胃镜切除等。

2.姑息性切除

胃癌常由于肿瘤过大、侵犯周围器官、有淋巴结和远处转移,因而不适合根治性手术,可行姑息手术治疗。姑息手术的目的在于缓解临床症状,提高生存质量,甚至延长生存期。

(1)姑息性切除:指肿瘤晚期无法行根治性切除时,尽量切除肿瘤原发灶的手术。可分为近端胃大部切除、远端胃大部切除、全胃切除。

(2)胃空肠吻合术:手术探查后,如胃远端肿瘤不能切除,临床上已有梗阻或即将形成梗阻,行胃空肠吻合术是最佳选择。

(二)胃癌的化疗

胃癌的化疗有多年的历史,特别是近年来化疗发生了很大的变化,如新药的发现、新的药物应用途径、新的联合化治疗方案等使药物治疗的效果获得了很大的提高。从化疗的途径上可分为腹腔化疗和全身化疗两种。

1.腹腔化疗

对局部晚期胃癌,肿瘤侵犯浆膜后,可脱落种植于腹腔和器官的浆膜面,在手术过程中可能造成肿瘤细胞脱落或血管、淋巴管切断形成腹腔游离肿瘤细胞。为处理上述情况应用的技术有下列几种。

(1)腹腔直接化疗:即在手术结束前根据肿瘤侵犯浆膜或残留的情况在关腹前给予一次性化疗。

(2)腹腔置管化疗:即手术结束时放置腹腔化疗管以备术后化疗。通常有两种导管(一般塑料管或硅胶管,颈静脉穿刺留置管)可以置放。颈静脉穿刺留置管放置、护理、应用均较方便,目前常用。因长期置留可造成腹腔感染,故腹腔置管化疗一般不宜超过 1 个月。

(3)腹腔泵化疗:手术结束时,留置腹腔泵以备术后化疗。

(4)持续腹腔热灌注化疗(CHPP):是近 10 年出现的新方法。CHPP 常用的化疗药物有丝裂霉素(MMC)和顺铂(DDP),或两者相加。CHPP 的加热温度为输入温度 44～52℃,输出温度 42～52℃,腹腔内温度 42～43℃。持续加热时间为 60～96 分钟。据文献报道,CHPP 具有明显的临床价值,有控制腹水、减少局部复发、延长寿命的作用。CHPP 的主要不良反应有骨髓抑制、急性肾衰竭,少数患者有肝功能损害,一般于 CHPP 结束后 2 周恢复。

(5)腹腔化疗的常用药物:单次剂量为氟尿嘧啶 1 000～1 500mg,顺铂40～60mg,丝裂霉素 8～12mg,卡铂 300～400mg,单用或两种药物联合应用。腹腔化疗的液体量为每次 1 000～2 000mL。液体量小于 1 000mL 易造成药物性腹膜炎,形成粘连、导管堵塞等,同时对药物弥散也有影响。

2.全身化疗

全身化疗分为:①术前的新辅助化疗,其目的是通过化疗缩小肿瘤,增加手术切除率,减少肿瘤的播散。②获得根治性切除后的辅助化疗,化疗的目的是杀灭超出术野、腹腔种植、肝转移的少量肿瘤细胞，以减少复发和转移，延长生存时间。③对肿瘤姑息性切除或未能切除肿瘤的治疗称为姑息性化疗，化疗的目的是杀灭或抑制肿瘤、减轻患者痛苦、延长生存期。

适应证：①早期胃癌在根治性术后一般不必化疗，倘若肿瘤范围较大、恶性程度较高、侵犯血管和淋巴管也应化疗。②进展期的胃癌根治性术后需辅助化疗，据文献报道，5 年生存率可以提高 20%左右。③晚期的胃癌(包括姑息性切除后和未能切除的胃癌)需要姑息性化疗，姑息性化疗有效率为30%～50%，持续时间为6～9 个月。④对中晚期胃癌可以行术前的新辅助(包括介入化疗)，以增加切除率，减少肿瘤播散。

3.胃癌的放疗

放疗在胃癌中的应用较少，胃癌的术中放疗主要应用于两种情况：①胃癌根治性切除后消除肉眼不可见的肿瘤残存。②胃癌的姑息性切除后。术中放疗可以最大限度地保护正常器官，而给予可疑的残存肿瘤以最大的放射剂量，获得最好的效果。具体方法是在肿瘤标本切下后，将可疑的残留区暴露出来，同时将周围器官尽量保护起来，用 6～9MeV 电子线一次照射 15～20Gy。据文献报道，放疗能提高胃癌的生存率。

第七章　原发性肝癌

原发性肝癌主要包括肝细胞癌(HCC)、肝内胆管细胞癌(ICC)和肝细胞癌—肝内胆管细胞癌混合型等不同病理类型，不同类型在发病机制、生物学行为、组织学形态、临床表现、治疗方法以及预后等方面均有明显的不同。由于其中HCC占到90%以上，故本文所指的"肝癌"主要是指HCC。

肝癌是临床上最常见的恶性肿瘤之一，根据最新统计，全世界每年新发肝癌患者约60万人，居恶性肿瘤的第五位，我国发患者数约占全球的半数以上，占全球肝癌患者的55%。中国是乙型肝炎(乙肝)大国，我国的肝癌多在乙肝肝硬化的基础上发展而来。原发性肝癌的病因至今未能完全阐明，研究表明，与肝癌有关的病毒性肝炎主要包括乙型肝炎(HBV)、丙型肝炎(BCV)，而其中又以乙型肝炎最为常见。饮酒并不是肝癌的直接病因，但它的作用类似于催化剂，能够促进肝癌的发生和进展，有长期酗酒嗜好者容易诱发肝癌；肝癌的发生与生活习惯息息相关，长期进食霉变食物、含亚硝胺食物、微量元素硒缺乏也是促发肝癌的重要因素；癌的发生也与遗传因素、寄生虫感染等因素相关。

一、原发性肝癌的诊断和分期

肝癌出现了典型的临床症状，诊断并不困难，但往往已经是晚期。所以，凡是中年以上，特别是乙型肝炎、肝硬化的患者如有原因不明的肝区疼痛、消瘦、进行性肝肿大者，应及时作详细检查。目前，采用甲胎蛋白(AFP)检测、B超、CT等实验室和现代影像学检查，诊断正确率可达90%以上，有助于早期发现，甚至可检出无症状或体征的极早期小肝癌病例。

(一)实验室检查

1.甲胎蛋白(AFP)

AFP测定对诊断肝癌有相对的专一性，是检测肝癌最特异的标志，具有确立诊断、早期诊断、判断疗效和复发、估计预后等价值，并可广泛用于肝癌的普查。

①确立诊断：临床认为，AFP≥200μg/L 持续 2 个月或 AFP>400μg/L 持续 1 个月，无活动性肝病的证据，并排除妊娠和生殖腺胚胎癌，即可做出肝癌的诊断。②早期诊断：因为 AFP 由肝癌细胞产生，因此，当体内仅有少量癌变细胞时，AFP 即可升高。根据 AFP 升高对肝癌做出诊断，可早于肝癌症状出现 6～12 个月，有助于对肝癌做出早期诊断，从而早期治疗，有助于改善肝癌的治疗效果。③判断疗效和复发：肝癌的根治性切除后，体内没有产生 AFP 的肝癌细胞，血中 AFP 含量的下降则会遵循其半衰期规律，约每 3～9.5 天减半，一般在 2 个月内降至正常水平。如果手术后 AFP 水平不下降或下降较慢，则需要考虑是否有残留肝内病灶或肿瘤有远处转移。如果 AFP 水平降至正常后再次升高，则高度怀疑肝癌复发。同理，AFP 也可用于判断射频消融等局部治疗及 TACE 治疗的疗效。④估计预后：肝癌血清中的 AFP 主要由肝癌细胞产生，因此 AFP 含量在一定程度上可反映肿瘤的情况。临床研究发现，AFP 的浓度及其动态变化与肝癌患者的症状、预后和肝癌分化程度有关。肝癌早期患者 AFP 含量远远低于中晚期患者。一般肿瘤越小，AFP 含量越低。肝细胞癌的 AFP 含量最高，阳性率可达 70%，混合型肝癌约占 25%，肝胆管细胞癌一般均为阴性。患者血 AFP 浓度越高，上升越快，症状多越严重，预后较差，肿瘤细胞分化程度越低。血浓度低者可能有两种情况：一类症状较轻，预后较好，肿瘤细胞分化程度较好；另一类症状较重，预后很差，肿瘤细胞分化程度多较差。⑤肝癌的普查；相对于 B 超、CT、MRI 等影像学检查，AFP 普查肝癌具有方便简单、费用低且特异性高等优点，可广泛用于肝癌的普查。

2.其他肿瘤标志物

肝癌的各种标志物甚多，但对原发性肝癌缺乏特异性。联合检测对 AFP 阴性病例有一定参考价值。其他应用比较普遍的标志物还有：AFP 异质体、α-L-岩藻糖苷酶(AFU)、异常凝血酶原(APT)、CA19-9、癌胚抗原、组织多肽特异性抗原等。

(二)影像学检查

现代影像学技术的发展，使肝癌的早期发现、早期诊断成为可能，并使肝癌的定性、定位诊断水平再次发生重大飞跃。

1.超声检查

超声检查是肝癌诊断必不可少的检查项目，因其方便、有效、无创伤、价格低廉、可重复使用，被认为是肝癌普查和随访的首选方法。B 超检出的下限是 1～2cm，可清楚显示肝内胆管扩张和门静脉、肝静脉、下腔静脉内有无癌栓。彩色多普勒超声除具备 B 超的一般特征外，尚具有观察病灶内动脉血流频谱和肝内血管通畅度的特点，对癌栓诊断更明确。近年来，随着超声造影剂研究的发展，超声造影被越来越多地运用到肝癌的诊断中,提高了B超下小肝癌和肝内微小转移灶的检出率。

(1)普通B超及超声多普勒表现:原发性肝癌的超声分型可延用大体病理学的分型方法,即分为巨块型、结节型和弥漫型。

1)巨块型:一般表现为球形膨胀性生长肿块,边界清楚但不规则,少数在肝实质中浸润生长,边界模糊。肿块多为强回声,粗而不均,强回声中多见不均质低回声区,部分中心可见坏死液化腔,表现为低或无回声区。瘤内有时可见"块中块"征,是多个肿瘤整合而成的特征性表现。肿块周边或附近区域,常可探及直径1~2cm的播散结节。肿块边缘多有低回声晕,较薄,表现为外线模糊,内线清楚。彩色多普勒超声一般显示肿块内血供丰富,可见较粗大的血管直接伸入肿瘤内并发出分支供应肿瘤。部分表现为围绕肿瘤周边丰富的血流并向瘤内发现小分支。多普勒频谱一般表现为丰富的动脉样血液。较粗大的血管多为高速动脉血流,瘤内点状血流表现为低速低阻血流。因肝癌多在肝硬化基础上发生,表现为肝实质回声弥漫性增强。

2)结节型:表现为肝内1个或多个实性肿块,形态一般较规则,呈圆形或椭圆形,一般边界清楚。直径<3cm的肝癌因瘤内成分相对均一,以低回声多见,而较大的肿瘤因内部可出现坏死,多呈混合性回声或强回声。肿块周边多有薄的低回声晕。部分肿瘤可伴侧方声影,在强回声肝癌中尤有意义。肝癌后方回声可有轻度增强。彩色多普勒显示肿瘤血供丰富,肿瘤内或周边可见丰富的动脉血流。结节型肝癌多在肝硬化基础上发生,多表现为肝实质回声弥漫性增强。

3)弥漫型:表现为肝脏肿大,形态失常,肝实质回声极不均匀,其内可见斑块状强回声弥漫而不均匀分布于肝实质内,难以分辨出肿瘤的边界。肝内正常结构紊乱,肿瘤附近管道走行变形、扭曲。门静脉壁显示不清或残缺,常于门静脉管腔内探及实性的癌栓回声,该征象是诊断肝癌的重要特征。晚期出现淋巴结转移时,可见肝门部、胰腺周围及腹膜后大血管旁有肿大的淋巴结。彩色多普勒显示肝门部肝动脉明显扩张,其在肝内分布紊乱。门静脉管壁扭曲、不规则,流速缓慢,部分可见充盈缺损。如在实变的门静脉内引出动脉血流,对明确诊断癌栓有重要意义。

(2)超声造影:又称声学造影,是利用造影剂使用后散射回声增强,明显提高超声诊断的分辨力、敏感性和特异性的技术。随着仪器性能的改进和新型声学造影剂的出现,超声造影已能有效地增强心肌、肝、肾、脑等实质性器官的二维超声影像和血流多普勒信号,反映和观察正常组织和病变组织的血流灌注情况,已成为超声诊断的一个十分重要和很有前途的发展方向。有人把它看作是继二维超声、多普勒和彩色血流成像之后的第三次革命。肝癌的超声造影表现类似于肝癌CT检查。主要表现为动脉相肿瘤的增强，门静脉相迅速消退。

对于不同的应用，需要选用不同的造影剂。目前最受关注的是用来观察组织灌注状态的微气泡造影剂。通常把直径＜10μm的小气泡称为微气泡。造影剂的分代是依据微泡内包裹气体的种类来划分的。第一代造影剂微泡内含空气，第二代造影剂微泡内含惰性气体。第一代微气泡声学造影剂，其包裹空气的壳厚、易破，谐振能力差，而且不够稳定。当气泡不破裂时，谐波很弱，而气泡破裂时谐波很丰富。所以通常采用爆破微泡的方式进行成像。它利用爆破的瞬间产生强度较高的谐波。心脏应用时，采用心电触发，腹部应用时，采用手动触发。第二代微气泡造影剂，其内含高密度的惰性气体六氟化硫，稳定性好，造影剂有薄而柔软的外膜，在低声压的作用下，微气泡也具有好的谐振特性，振而不破，能产生较强的谐波信号，可以获取较低噪声的实时谐波图像。这种低MI的声束能有效地保存脏器内的微泡，而不被击破，有利于有较长时间扫描各个切面。由于新一代造影剂的发展，使得实时灰阶灌注成像成为可能。

但是，B超诊断肝癌也存在缺点：容易受肺和肋骨的影响，存在超声难以检测到的盲区。检查结果重复性差，其准确程度受操作者的解剖知识和经验以及操作水平的高低、是否细致影响。

2.CT

CT已成为肝癌定位和定性诊断中最重要的常规检查项目。CT可帮助临床医生明确肝癌的诊断，准确地显示病灶在肝内的位置、数目、大小及其与重要血管的关系，对决定治疗方案有着非常重要的作用。因此，有条件时肝癌的CT检查应为必需项目。

肝癌在CT平扫上表现为圆形、椭圆形、片状或不规则的低密度影，CT值约34Hu，低于正常肝组织20Hu左右；肿瘤内部密度不均匀；边缘清楚或不清，这取决于肿瘤有无包膜以及病灶周围是否有侵犯。注射造影剂后，肝动脉期癌瘤呈高密度增强；门脉期内肝组织的密度不断上升、肿瘤密度逐渐下降，此期内，肝组织的密度增高较多，而相比之下癌灶的密度增高较小，与正常肝组织的CT值相差更大，癌灶的边界在CT更加清楚。病灶中心不增强的低密度区为肿瘤坏死。当门静脉有瘤栓时，CT平扫示门静脉扩张、腔内有高密度影，增强后则为腔内低密度影或密度不均。

对于常规CT难以诊断的肝内微小病灶，可行CT合并肝动脉造影（CTA），或经肝动脉注入碘化油后1～3周，再行CT检查。由于碘化油有亲肿瘤作用，并能较长时间滞留于肿瘤的血管中达数周甚至数月，此时的Lipiodol-CT（亦称LP-CT）

可检出 0.5cm 的微小肝癌。

3.MRI

MRI 是一种非放射性检查方法，不应用含碘造影剂，目前对肝癌诊断的应用还不及 CT 广泛，可作为 CT 诊断的辅助和补充手段。肝癌在 MRI 表现为：T_1 加权像上为低信号，T_2 加权像上为高信号，N(H)加权像多数病例肿瘤部分与周围肝实质信号差别不大或肿瘤部分表现为略高的信号。巨块型和结节型肝癌 MRI 能很好地显示出肿瘤的部位、大小和范围，弥漫型肝癌则常显示不清。如瘤内中心坏死，MRI 可见瘤内高低信号共存混杂；门静脉、肝静脉和下腔静脉中的瘤栓可使血液流动效应消失，在 T_1 加权像和 N(H)加权像上呈较高的信号，在 T_2 加权像上呈较低的信号。

4.肝动脉造影

自 1953 年 Seldinger 用经皮穿刺股动脉插管的方法行内脏血管造影以来，选择性或超选择性肝动脉造影已成为肝癌诊断中的重要手段之一。但由于此法属侵入性技术，加上左肝和乏血管型肝癌显示略差，在定位诊断方面多首选 CT 与 B 超。目前的检查指征为：临床怀疑肝癌或 AFP 阳性而其他影像学检查阴性者；各种非侵入性显像方法难以确定占位病变性质者；或作肝动脉栓塞疗法者。

原发性肝癌的肝动脉造影主要表现为：①肿瘤血管，出现于早期动脉相，肿瘤区内出现管腔大小不均的紊乱血管。②肿瘤染色，出现于实质相，肿瘤密度较周围肝实质大，显出肿瘤的大小和形态。③肝动脉及其分支移位、扭曲、拉直或扩张。④肝动脉分支受肿瘤侵犯可呈锯齿状、串珠状或僵硬状态。⑤动静脉瘘。⑥“池状”或“湖状”造影剂充盈区等。

5.放射性核素显像

放射性核素显像以前曾是肝癌诊断的重要手段之一，但由于核素显像的分辨率低，随着 CT、B 超、MRI 等显像技术的发展，核素显像检查的临床应用价值有所下降。近年由于单光子发射计算机断层仪(SPECT)和单克隆抗体作放射免疫显像的应用，其重要性又得到一定的重视。常用于肝癌临床诊断的检查有：^{99m}Tc-PMT 扫描、SPECT 显像和肝血池显像等。肝血池显像常用于肝癌与血管瘤的鉴别诊断。

近年来，PET 显像获得了长足的进展，^{18}F-FDG-PET-CT 被越来越多地应用于肝癌的诊断中。^{18}F 标记的氟代脱氧葡萄糖(^{18}F-FDG)是葡萄糖的类似物，进入体内即可参与葡萄糖代谢。由于恶性肿瘤细胞具有生长快、细胞葡萄糖转运蛋白增多和细胞内磷酸化酶活性增高等生物学特性，使肿瘤细胞内的糖代谢显著增加，

FDG-PET 显像表现为放射性浓聚，同时用半定量指标 SUV 值进行定量分析。^{18}F-FDG-PET 在肿瘤诊断中的作用有以下几个方面：① 查找肿瘤的原发部位。②早期发现肿瘤。③评价肿瘤的良、恶性及恶性程度。④肿瘤的临床分期。⑤肿瘤治疗后的疗效评估，确定有无残留或复发。肝脏是葡萄糖代谢的主要器官，肝癌组织中 FDG 聚集原因目前的主要观点认为：正常肝脏组织磷酸化酶（己糖激酶）活性低而去磷酸化酶活性高（葡萄糖-6-磷酸酶），结果是磷酸化率（K3）与去磷酸化率（K4）之比为常数；在肝脏肿瘤中则与之相反，去磷酸化酶活性增高，K4/K3 比倒置，肝肿瘤的 PET 图像的多变性与 K4/K3 呈正相关。有学者指出利用动态 PET 肝脏肿瘤显像分析^{18}F-FDG 代谢模型可以预测细胞的分化程度及预后，也可以反映肿瘤对治疗的反应程度。

据国内报道，^{18}F-FDG 对肝细胞癌的阳性预测率可达 55%，但国外有研究证明 FDG 对肝细胞癌的诊断价值有限。肝癌的 PET 形态学表现多变，分布不均是主要的特点，同一病灶的不同部分及不同病灶放射性分布不一致。另外，有人研究了肝内病变 FDG 的摄取情况，认为肝内的占位性病变对^{18}F-FDG 的摄取可以分成 4 种形态表现。形态的多样性与肿瘤的分化程度有关。肿瘤治疗后评价多数学者都认为 PET/CT 具有积极的作用，Torizuka 等对肝细胞癌介入治疗后进行评价发现：介入治疗后的肝脏显像可以分成 3 种类型：A 型肿瘤摄取 FDG 增加，B 型与非肿瘤区摄取相同，C 型摄取减少或缺损。A 型、B 型说明肿瘤细胞还有活性，而 C 型说明肿瘤细胞已经因失活性或已经坏死，PET-CT 在评价介入效果方面起到 CT 不可替代的作用。Anderson 对肝细胞癌进行射频消融治疗的效果研究表明，PET 显像对肿瘤治疗效果的评价明显优于 CT 和 MRI。

由于^{18}F-FDG-PET 在肝癌诊断中存在的假阳性及敏感性低的问题，特异性示踪剂的开发显得十分重要。^{11}C-Acetate（乙酸盐）在组织内可以迅速转变为乙酰辅酶 A，乙酰辅酶 A 是三羧酸循环的始动物质，^{11}C-Acetate 通过血流迅速分布于组织，参与三羧酸循环，最后以 CO_2 的形式被清除。^{11}C-Acetate 对肝细胞癌诊断较为敏感。Ho CL 等的对比研究表明^{11}C-Acetate 诊断肝细胞癌的敏感性为87.3%。同时研究还表明两种示踪剂的联合应用对肝细胞癌的敏感性可以达到 100%。另外表皮生长因子受体显像剂被认为是最有希望的新型肝癌诊断的正电子放射性药物。随着放射性药物学的发展，加之多层螺旋 CT 的超薄层三期增强扫描，必将对肝癌乃至小肝癌的诊断提供更可靠的依据。

肝穿刺取肿瘤组织作病理检查、锁骨上淋巴结活检、皮下结节活组织检查、腹水找癌细胞、腹腔镜等对原发性肝癌的诊断亦有一定价值。但是，这些检查均为有创检查，有出血、胆漏、肿瘤种植等风险，一般只有在以上各项检查还不能确立诊断时才考虑使用。

（三）诊断标准和临床分期

目前国内应用较多的是中国抗癌协会肝癌专业委员会制定的诊断标准和临床分期。

1.原发性肝癌的临床诊断标准

(1)AFP≥400ng/mL，能排除妊娠、生殖系胚胎源性肿瘤、活动性肝病及转移性肝癌，并能触及肿大、坚硬及有大结节状肿块的肝脏或影像学检查有肝癌特征的占位性病变者。

(2)AFP＜400ng/mL，能排除妊娠、生殖系胚胎源性肿瘤、活动性肝病及转移性肝癌，并有两种影像学检查有肝癌特征的占位性病变或有两种肝癌标志物(DCP、GGTⅡ、AFU、CA19-9等)阳性及一种影像学检查有肝癌特征的占位性病变者。

(3)有肝癌的临床表现并有肯定的肝外转移病灶(包括肉眼可见的血性腹水或在其中发现癌细胞)并能排除转移性肝癌者。

2.原发性肝癌的临床分期标准

Ⅰa　单个肿瘤直径≤3cm，无癌栓、腹腔淋巴结及远处转移；Child A。

Ⅰb　单个或两个肿瘤直径之和≤5cm，在半肝，无癌栓、腹腔淋巴结及远处转移；Child A。

Ⅱa　单个或两个肿瘤直径之和≤10cm，在半肝或两个肿瘤直径之和不大于5cm，在左右两半肝，无癌栓、腹腔淋巴结及远处转移；Child A。

Ⅱb　单个或多个肿瘤直径之和大于10cm，在半肝或多个肿瘤直径之和大于5cm，在左右两半肝，无癌栓、腹腔淋巴结及远处转移；Child A。

有门静脉分支、肝静脉或胆管癌栓和(或)Child B。

Ⅲa　肿瘤情况不论，有门静脉主干或下腔静脉癌栓、腹腔淋巴结或远处转移之一；Child A或B。

Ⅲb　肿瘤情况不论，癌栓、转移情况不论；Child C。

3.其他分期

(1)TNM分期(UICC/AJCC，2010年)

T分期

Tx：原发肿瘤不能测定；

T_0：无原发肿瘤的证据；

T_1：孤立肿瘤没有血管受侵；

T_2：孤立肿瘤，有血管受侵或多发肿瘤直径≤5cm；

T_{3a}：多发肿瘤直径>5cm；

T_{3b}：孤立肿瘤或多发肿瘤侵及门静脉或肝静脉主要分支；

T_4：肿瘤直接侵及周围组织，或致胆囊或脏器穿孔。

N分期

Nx：区域内淋巴结不能测定；

N_0：无淋巴结转移；

N_1：区域淋巴结转移。

M分期

Mx：远处转移不能测定；

M_0：无远处转移；

M_1：有远处转移。

分期：

Ⅰ期：$T_1N_0M_0$；

Ⅱ期：$T_2N_0M_0$；

ⅢA期：$T_{3a}N_0M_0$；

ⅢB期：$T_{3b}N_0M_0$；

ⅢC期：T_4，N_0M_0；

ⅣA期：任何T，N_1M_0；

ⅣB期：任何T，任何N，M_1。

组织学分级(G)：

Gx：组织学分级不明；

G_1：高分化；

G_2：中等分化；

G_3：低分化；

G_4：未分化。

纤维化分级(F)：

F_0：纤维化分级0～4(无纤维化至中等纤维化)；

F_1：纤维化分级5～6(严重纤维化或肝硬化)。

(2)巴塞罗那临床肝癌分期(BCLC，2010)：BCLC分期与治疗策略，比较全面地考虑了肿瘤、肝功能和全身情况，与治疗原则联系起来，并且具有循证医学高级别证据的支持,目前已在全球范围被广泛采用。但是,亚洲(不包括日本和印尼)与西方国家的 HCC 具有高度异质性,在病因学、分期、生物学恶性行为、诊治(治疗观念和临床实践指南)以及预后等方面都存在明显差异。同时,我国有许多外科医师认为 BCLC 分期与治疗策略对于手术指征控制过严,不太适合中国的国情和临床实际,仅作为重要参考。

4.肝癌的鉴别诊断

(1)AFP 阳性肝癌的鉴别诊断:AFP 阳性肝癌应与妊娠期、生殖腺胚胎性肿瘤,消化道肿瘤,急、慢性肝炎,肝硬化等疾病相鉴别。

1)妊娠期:妊娠期 AFP 升高,如 B 超未发现肝占位,可予随访。AFP 通常在分娩后转为阴性。如 AFP 继续升高,应考虑合并肝癌可能。

2)生殖腺胚胎性肿瘤:多有相应肿瘤临床表现和体征,可通过睾丸检查或妇科检查以排除之。

3)消化道肿瘤:胃癌、胰腺癌等消化道肿瘤偶有 AFP 升高,但一般浓度较低,CEA 可升高。常无肝硬化表现,无乙肝背景,无门脉癌栓形成。B 超、CT、胃肠道钡餐、胃肠镜可协助诊断。另外,消化道肿瘤肝转移常为多结节甚至弥漫性生长。

4)急性肝炎:较易鉴别,一般均有明显肝功能异常而无相应的肝内占位病变,肝功能好转时 AFP 可下降,且一般为 AFP 轻度升高。慢性肝炎、肝硬化与肝癌的鉴别有时很困难。因慢性肝炎、肝硬化时肝内常可有肝硬化结节,此时的肝硬化结节与 AFP 不高或轻度升高的小肝癌很难鉴别,必须做细致的肝脏影像学检查,并定期复查肝功能和 AFP。另外,可检测 AFP 异质体或 DCP 等以协助诊断。

(2)AFP 阴性肝癌的鉴别诊断:AFP 阴性肝癌占位的性质多样,易误诊。需要与肝癌鉴别的疾病包括:继发性肝癌、肝血管瘤、肝囊肿、肝包虫、肝脓肿、肝肉瘤、肝腺瘤、肝局灶性结节性增生及肝结核等。

1)继发性肝癌:继发性肝癌多为胃肠道肿瘤肝转移,尤其以结直肠癌肝转移最为常见。常有结直肠癌原发灶表现,如大便习惯改变、便血、里急后重等,多无肝病背景,CEA 可升高。影像学检查常见多个散在分布、大小不一的类圆形病灶,多为少血管型肿瘤;B 超以强回声型多见,可出现同心环样的分层现象,边缘可出现弱回声晕带,部分有靶征或亮环征。超声造影常可协助诊断。

2)肝血管瘤:肝血管瘤一般女性多见,病程常较长,发展慢,常无肝病背景,AFP 阴性。超声显像多为高回声光团,边界清,无晕圈,内可见网状结构,较大又浅表者加压可变形,彩色多普勒检测无动脉血流。CT 增强扫描可见起自周边的高密度区域,并随着时间的发展缓慢向肿瘤中心发展。肝小血管瘤最难与 AFP 阴性的小肝癌鉴别，常需要行穿刺活检以资鉴别。

3）肝囊肿和肝囊尾蚴病：病史均较长，常无肝病背景，一般情况好，超声检查可见液性暗区。肝囊肿者常多发，可伴多囊肾。肝囊尾蚴病患者常有疫区居住史，B超和CT可见液性暗区内有更小囊泡存在。肝囊尾蚴病合并感染者可出现类似肝脓肿的临床表现。

4）肝脓肿：常有畏寒、发热、肝区疼痛、白细胞升高等感染表现，无肝炎病史，抗感染治疗常有效。超声检查在脓肿未液化时常易与肝癌混淆，但病灶边界多不清，无低回声晕，有液化者可见液平面，但仍需要与肝癌中央坏死鉴别。必要时可行肝穿刺活检。

5）肝肉瘤：极少见，多无肝病背景，与AFP阴性肝癌难以鉴别。多误诊为原发性肝癌，经手术切除后病理证实。

6）肝腺瘤：临床少见，多见于女性，可有口服避孕药史，常无肝病史，超声和CT检查常难以与肝癌鉴别。必要时可行肝穿刺活检鉴别。

7）肝局灶性结节性增生：临床少见，可无肝病背景，彩色多普勒部分可测得动脉血流。影像学检查有时可发现中心瘢痕，此为肝局灶性结节性增生特征表现。超声造影中FNH的特征增强表现为明显的从中央向周边离心型轮辐状强化，与肝癌表现不同。

8）肝结核：临床很少见，可无肺结核、肠结核病史，也可无午后潮热、消瘦等结核病常见表现，多无肝炎或肝病背景。影像学检查较难与肝癌区分，常需手术切除后病理确诊。

另外，肝脏邻近器官肿瘤有时与肝脏关系密切，如胆囊癌肝侵犯、胃平滑肌瘤或肉瘤、胃肠间质瘤等，有时很难鉴别。可考虑剖腹探查以明确诊断。

二、原发性肝癌的综合治疗原则

（一）早期有效治疗、综合治疗、反复治疗

早期有效治疗、综合治疗、反复治疗是肝癌治疗的3个重要原则。

1.早期有效治疗

肿瘤越早期，治疗效果越好，小肝癌手术切除后的5年生存率为60%～70%，而大肝癌仅20%左右。有效治疗要求尽可能采取最佳的治疗手段作首次治疗。手术切除、肝移植和局部治疗是肝癌治疗的三大根治性治疗手段，早期肝癌的治疗应该以达到“根治性治疗”为目的，尽量选择根治性的治疗手段。

2.综合治疗

肝癌尚无特效的治疗方法，目前最好的手术切除也未达到满意的治疗效果，手术切除、介入治疗和局部治疗是肝癌治疗的三大治疗手段，各有所长，应根据不同患者的不同情况而灵活运用，互相组合，取长补短，以最大限度地消灭和控制肿瘤，又最大限度保存机体，延长生存期。多学科综合治疗是目前肝癌治疗的主要方法之一。

3.反复治疗

由于肝癌的生物学特性，肝癌的一次性治疗常不能达到理想的疗效，常需进行多次、再次的反复治疗。如多次经皮肝动脉栓塞化疗，多次瘤内无水乙醇注射术，术后复发的再次手术切除等。对术后复发病例的反复的、积极的、综合的治疗，以及带瘤生存是近年来肝癌治疗疗效提高的重要原因之一。

（二）肝癌的多学科综合治疗模式

1.以手术为主的综合治疗模式

手术切除是肝癌获得治愈的最主要手段，但是在肝癌的确诊患者中，只有15%～30%能够行手术切除，而肝癌的术后复发率高达36%～66%，疗效并不满意。因此，在手术切除后或手术前采用其他手段进行综合治疗是很有必要的。

(1)手术切除＋术后辅助治疗：肝癌根治性切除术后是否行辅助治疗，尚缺乏足够的循证医学证据。目前得到较多学者认同的是术后高危复发的患者，辅助性TACE有助于减低复发率，提高生存率。1992年1月至1995年12月，中山大学肿瘤防治中心根治性手术切除原发性肝癌217例，对其中139例被认为复发高危险的病例，作前瞻性的治疗，其中53例术后3～4周辅加TACE。一般做1～3次，每次间隔为4～6周。随诊至1998年12月，在86例单纯行根治性切除术的病例中，肝内总复发率为56.3%，术后1年、3年、5年生存率分别为75.4%、42.4%、30.5%；在53例术后辅加肝动脉栓塞化疗病例中，肝内复发率为27.5%，其术后1年、3年、5年生存率分别为89.1%、61.2%、53.7%，差异有显著性。目前的争议主要是高危复发人群的确定和术后TACE的时机。

姑息切除术后的辅助治疗具有重要的作用。术后辅助治疗可以控制或者杀灭姑息切除术后残存的癌细胞，从而达到延长生存甚至治愈的目的。如术中发现肿瘤多发子灶，无法根治性切除时，可以先切除大部分病灶，然后采用PEI、RFA、MCT、冷冻治疗的手段治疗残存的病灶，达到“肉眼根治”；对于巨大肿瘤并有多发肝内转移时，可以先行切除主瘤，术后再行TACE或其他方法治疗肝内转移病灶，也可以达到延长生存期的目的。

(2)降期治疗＋手术切除：即所谓的“二期切除”。对于不能手术切除的肝癌，先采用各种方法多学科综合治疗，待肿瘤缩小或降期达到能够手术切除的程度，再行手术治疗。降期治疗的方法很多，目前最为常用的有：TACE、局部治疗（包括PEI、RFA、MCT、放疗等）、TACE联合局部治疗、各种局部治疗的联合应用等。研究证明，多学科的综合治疗优于单一的治疗。

2.TACE联合局部治疗

TACE联合局部治疗是目前应用最为广泛的综合治疗模式之一，其疗效也获得一致的认同。先行TACE可以栓塞肿瘤的供血动脉，减少肿瘤内的血液流动，从而减少“热流失效应”，提高随后的局部治疗的效果。同时，TACE术后肿瘤的边界更加清晰，有利于局部治疗的进行。TACE还可以控制一些潜在的微小病灶，减少局部治疗后的复发，而局部治疗可以最大限度地杀灭TACE术后残存的肿瘤组织，起到1＋1＞2的作用。

陈敏山等报道TACE联合RFA治疗与单纯RFA治疗≤7.0cm的小肝癌，单纯组1年、3年、5年生存率分别为85.3％、59％、45.0％；而联合组1年、3年、5年生存率分别为92.6％、66.6％、61.8％，差异有显著性（$P=0.041$）。Lencion等用RFA联合TACE治疗了62例肝癌患者，肿瘤直径为3.5～8.5cm，获得了比单纯RFA更大的消融范围、更高的肿瘤完全坏死率和更好的生存率，而且没有严重的并发症。众多的研究证明，TACE联合局部治疗是一种行之有效的综合治疗模式。

3.各种局部治疗的联合应用

各种局部消融治疗的原理不尽一致，适当的联合应用可以起到相互补充，相互增强的作用，提高治疗效果。目前有不少文献报道了RFA联合PEI、MCT、冷冻治疗等，MCT联合PEI、冷冻治疗、LITT等，以及立体放疗联合局部消融治疗等的应用，均取得了比单一治疗更好的效果。笔者2005年报道了随机对照研究应用RFA联合PEI和单纯RFA治疗肝细胞癌（单发病灶，最大直径≥7.0cm；或病灶少于3个，直径≥3.0cm）66例和67例，结果联合治疗组局部复发率低于单纯RFA组，同时联合治疗组和单纯RFA组1年、3年、5年总体生存率分别为92.4％、70.1％、60.1％和86.6％、55.4％、41.0％，差异有显著性（$P=0.02$），RFA联合PEI可以提高肝癌治疗的效果。

总之，目前肝癌的治疗强调联合多学科的各种治疗方法的综合治疗。

三、原发性肝癌的化疗和靶向治疗

由于肝癌发病隐蔽，大多数肝癌患者确诊时已经是中晚期，据统计分析，仅有10%～20%的患者在确诊时能够获得根治性治疗(手术切除、肝移植、局部治疗)的机会，其余的只能够获得姑息性的治疗；而在获得根治性治疗的患者中，复发率极高：根治性手术切除后3年累计复发率可达80%。因此，肝癌的治疗强调综合治疗。化疗在其他实体肿瘤的姑息治疗和辅助治疗中占有重要的地位，能够不同程度地提高生存期或治愈率。但是由于肝癌细胞对化疗药物不敏感及多耐药问题，肝癌的化疗效果欠佳。肝癌全身化疗(不包括基于肝动脉的化疗)的研究还有待更进一步的突破。

(一)单药化疗

肝癌的单药全身化疗结果令人失望，几乎没有单药有效率可以超过20%。目前的研究认为多柔比星类、氟尿嘧啶类、铂类是对肝癌治疗较为有效的药物。自1970年以来，多柔比星被认为是治疗肝癌最为有效的化疗药物，早期Ⅱ期临床试验单药有效率(RR)可达25%～100%，但是后来的研究结果RR都没有超过20%。Lai等1988年报道了采用多柔比星($60mg/m^2$)单药化疗晚期肝癌67例，RR仅为3%，中位生存期稍有提高(10.6周 *vs* 7.5周)，但治疗相关并发症高达25%。Mathurin等1998年的Meta分析显示单药应用多柔比星并不能提高1年生存率。Pohl等2001年报道表柔比星单药RR为4%，与多柔比星相近。

文献报道5-FU静脉推注的客观有效率为10%～28%，联合亚叶酸钙(CF)并不能提高疗效。有研究认为，持续静脉灌注5-FU能够提高疗效，而5-FU的口服制剂有相同的疗效。Ishikawa等2001年报道口服优福定(UFT)治疗Ⅳa期的HCC，中位生存期为12个月，高于对照组的6个月($P<0.01$)，且毒性反应低。Lozano等报道卡培他滨的有效率为13%，进一步的研究仍在进行。Okada等报道顺铂(DDP)单药有效率为15%，但是DDP目前更多用于肝动脉灌注化疗。

目前，有不少的新药都尝试应用于肝癌的治疗，但是疗效并不肯定。胞嘧啶核酸类似物吉西他滨在体外对人肝癌细胞有抑制作用，但吉西他滨Ⅱ期临床试验的结果令人失望，该方案不宜用于晚期HCC的治疗。Strumberg等的Ⅰ期临床试验表明，紫杉醇单药治疗有很好的耐受性，而伊立替康(CPT-11)则显示出较大的毒性，抗肿瘤作用轻微。

（二）联合化疗

目前尚未有治疗 HCC 理想的化疗方案，但是近年来，不少的文献报道显示疗效有所提高。Leung 等 2002 年报道由干扰素 α（5MU/m^2，皮下注射，第 1～第 4 天），多柔比星（40m/m^2，第 1 天）和 5-FU（400mg/m^2，第 1 天）构成的 PIAF 方案有效率达 16.8%，中位生存期为 30.9 周。随后在 2005 年他们报道 PAIF 方案的Ⅲ期试验结果：与多柔比星单药方案比较，PAIF 组的 RR（20.9% *vs*. 10.9%）和中位生存期（8.67 个月 *vs*. 6.83 个月）稍好，但是没有统计学差异，而 PAIF 的毒性也高于多柔比星组。

Lee 等 2003 年报道采用拓扑替康（1.25mg/m^2）和 DDP（20mg/m^2）的 5 天方案的Ⅱ期临床试验，RR 10%，中位生存期为 21 周。Taieb 等 2004 年报道了吉西他滨＋奥沙利铂的 GEMOX 方案治疗 21 例，其 RR 19%，中位生存期为 10 个月，且没有明显的不良反应。Yang 等 2004 年报道了采用 DDP（80mg/m^2）＋米托蒽醌（6mg/m^2）IV （第 1 天）＋5-FU［450mg/（m^2 · d）］持续灌注 5 天的方案治疗晚期 HCC 63 例，结果 RR 23.8%，中位生存期为 4.9 个月，TTP 为 2.5 个月，多因素分析显示 PS 评分、肿瘤大小是主要的预后影响因素。Parikh 等 2005 年报道了吉西他滨（1 250mg/m^2，第 1、第 8 天）＋DDP（70mg/m^2，第 1 天）治疗Ⅲ、Ⅳ期患者，结果 RR 20%，中位生存期为 21 周，TTP 为 18 周，1 年生存率为 27%，3、4 级毒性反应为 37%、7%。这些研究提出了不同的新的联合化疗方案，但是其疗效均没有明显的提高。

国内秦叔逵等提出了奥沙利铂联合 5-FU/CF 的 FOLFOX4 方案用于肝癌的化疗。他们采用此方案对亚洲 271 例局部晚期/转移性 HCC 患者随机给予 FOLFOX4（184 例）或者 EADM（187 例）治疗至疾病进展或者不能耐受毒性反应。主要终点为 OS，次要终点为 TTP、缓解率（RR）和安全性。结果 FOLFOX4 组和 EADM 组患者的中位 OS 分别为 6.4 月和 4.9 月（$P=0.0859$），中位 TTP 分别为 2.9 个月和 1.8 个月（$P<0.0001$），RR 分别为 8.2%和 2.7%（$P=0.0233$）。两组的严重不良反应率相似，FOLFOX4 的毒性反应和既往报道大致相同。该研究是亚太地区迄今为止规模最大的肝癌化疗的Ⅲ期研究，虽然研究结果显示 OS 统计学未有显著性差异，但是 FOLFOX4 可显著延长 HCC 患者的 TTP，而且毒性反应可以耐受。FOLFOX4 值得在肝癌的全身化疗进一步研究。

总之，虽然现在有不少新药、新的化疗方案、Ⅱ期和少数的Ⅲ期试验，但是均没有明确的证据表明全身化疗能够提高晚期肝癌的生存率，而且由于每个试验的入组标准存在很大的差异、病例数大多较小，所得的试验结果相差也很大，循证医学证据级别较低，难于进行有效的 Meta 分析。肝癌的全身姑息化疗还有待于更多的研究。

（三）辅助化疗

由于肝癌对化疗药物不敏感和多耐药问题，以及化疗药物的毒性问题，肝癌根治术后的全身辅助化疗一直没有获得重视，相关文献报道较少。Takenaka 等报道了口服5-FU 300～400mg/d 术后辅助化疗的非随机对照研究，结果治疗组第 1、第 2、第 3 年累计生存率分别为 100%、100%、100%，对照组为 94.7%、94.7%、89.5%，累计无复发率分别为 83.3%、58.3%、50.0%和 94.7%、31.6%、15.0%。研究认为术后辅助化疗能够减少肝内复发，但是病例数较少（分别为 12，19 例）。Yamamoto 等报道了他们的随机对照研究结果：治疗组 35 例采用口服 5-FU 400mg/d，32 例空白对照，两组术后 1 年、2 年、3 年累计生存率分别为 91.4%、80.0%、74.3%和 81.3%、71.9%、59.4%，累计无复发率分别为 82.6%、62.9%、48.6%和 68.8%、37.5%、25.0%；治疗组稍优于对照组，但是没有统计学差异。Ono 等报道前瞻性随机对照研究结果：对照组 27 例仅行手术治疗，观察组 29 例行术后化疗，术后 1 个月开始给予多柔比星 40mg/m^2 肝动脉内灌注，此后每 3 个月多柔比星 40mg/m^2 静脉注射，术后 1 个月开始给予卡莫氟 300mg/d 口服，总疗程 2 年，两组术后复发率、总生存率、无瘤生存率均无明显差别。以后的文献报道均没有发现术后全身辅助化疗能够减少术后复发率，提高生存率；而由于 TACE 的出现和广泛应用，以及其治疗肝癌的良好效果和较少的不良反应，全身辅助化疗逐渐被放弃，研究多集中于 TACE 或 TAI。

也有不少学者研究了 TACE 联合全身化疗应用于肝癌的术后辅助治疗，但是并没有取得阳性结果。Lai 等报道的随机对照研究，采用多柔比星全身化疗结合 TAI，结果治疗组和对照组 1 年、2 年、3 年累计生存率分别为 76.7%、66.7%、66.7%和 94.4%、89.0%、64.0%，累计无复发率分别为 50%、38%、18%和 69%、53%、48%，两组间没有明显的差别。Mathurin 等的 Mata 分析也没有发现术后 TACE 联合全身化疗的优势。

总之，目前还没有证据认为肝癌术后的全身辅助化疗、全身化疗联合 TACE 可以提高生存率，降低复发率。

（四）分子靶向治疗

所谓分子靶向治疗就是针对肿瘤发生、发展过程中的关键大分子，包括参与肿瘤发生发展过程中的细胞信号传导和其他生物学途径的重要靶点（参与肿瘤细胞分化、周期调控、凋亡、浸润和转移等过程中，从 DNA 至蛋白、酶水平的任何亚细胞分子),通过特异性阻断肿瘤细胞的信号转导,来控制其基因表达和改变生物学行为,或是通过强力阻止肿瘤血管生成,从而抑制肿瘤细胞的生长和增殖,积极发挥抗肿瘤作用。相对于手术、放疗、化疗三大传统治疗手段,分子靶向药物的选择性高,广谱有效,不易发生耐药,同时安全性优于细胞毒性化疗药物,是目前肿瘤治疗领域发展的新方向。

肝癌的形成、进展及其转移与多种基因突变和细胞信号传导通路密切相关,包括:异常的生长因子激活,细胞分裂信号途径持续活化(如Raf/MEK/ERK、PBK/AKT/mTOR和Wnt/β-catenin通路),抗细胞凋亡信号途径失调(如*P53*和*PTEN*基因)和新生血管异常增生等。其中可能存在着多个潜在的治疗靶点,这就是进行分子靶向治疗的理论基础。

1.针对表皮生长因子受体(EGFR)传导通路的靶向治疗

EGFR传导路径是目前研究最彻底的路径之一。它在细胞生长、移动、凋亡和肿瘤血管生成等调控机制中起重要作用。EGFR通过与相应配体如EGF、TGF-α等结合,激活Ras蛋白,并主要通过Ras-Raf-MAPK通路将信号传递至细胞核内,抑制肿瘤细胞凋亡,引起肿瘤细胞增殖,增加新生血管生成,促进肿瘤浸润及转移。临床试验已证实:肝癌细胞内普遍存在EGFR的过度表达,这可能与肿瘤进展及预后不良相关。作用于EGFR的分子靶向药物目前主要包括小分子的化合物(厄罗替尼、吉非替尼)和大分子的单克隆抗体(如西妥昔单抗)。

在一些体外试验中厄罗替尼和吉非替尼被证实可抑制肝癌细胞生长并引起肿瘤细胞的凋亡,由此看出抑制EGFR通路对于肝细胞癌治疗可能具有疗效。Gruenwald等报道了美国东部肿瘤协作组(ECOG)的一项吉非替尼治疗晚期肝癌的临床研究,研究第一阶段入组31名患者,在中位随访了13.2个月后,中位无进展生存期(PFS)为2.8个月,中位生存期(MST)为6.5个月,完全缓解(CR)、部分缓解(PR)和稳定(SD)的患者例数分别为0、1和7。由于第一阶段没有达到预期的目标,已停止了进一步的研究。因此,临床应用吉非替尼治疗肝癌还值得推敲。

Philip等的一项Ⅱ期临床试验中,对38例无法手术且无肝外转移的晚期原发性肝癌患者口服厄罗替尼(150mg/d)进行研究。结果显示,38例接受治疗的患者中仅3例(8%)达PR,12例(32%)治疗后经6个月随访显示肿瘤无进展。Thomas等在另一项Ⅱ期临床试验中,对40例无法手术的晚期肝细胞癌患者给予口服厄罗替尼(150mg/d)单药治疗,发现17例患者在持续治疗中16周肿瘤无进展,也证实了厄罗替尼对肝癌的有效性。

西妥昔单抗对晚期肝癌的临床疗效尚未得到试验证实。Zhu等对30例晚期肝癌患者应用西妥昔单抗单药治疗，初步结果显示：16 例患者在第 1 周期后即出现肿瘤进展，没有 CR 和 PR 的患者，5 例患者 SD；入组患者的中位 PFS 仅 1.4 个月，MST 9.6 个月。虽然此项Ⅱ期研究中，西妥昔单抗治疗肝癌的疗效不够理想，但安全性良好，患者能很好地耐受。Gruenwald 等在另一项西妥昔单抗的Ⅱ期研究中，入组了 32 例晚期肝癌患者，其中 27 例患者可评价疗效，结果有 12 例(44.4%)患者 SD 并持续 8 周，55.6% 患者进展，所有患者的中位肿瘤进展时间(TTP)为 8 周，但在 SD 患者中 TTP 为 22.5 周，而在进展的患者 TTP 仅为 6.5 周。O'Neil 等在 2008 年的 ASCO 会议上报道了采用奥沙利铂＋卡培他滨＋西妥昔单抗联合治疗晚期肝细胞癌 25 例，可评价病例 20 例中，2/20(10%，95% *CI*：1%～33%)PR，13/20(65%)SD，5/20(25%)PD，中位 TTP 为 4.3 个月。但是有 1 例患者因严重的不良反应死亡，作者认为，联合治疗方案虽然具有一定的治疗效果，但是不良反应较大，应该进一步研究和探讨。

2.针对血管生成的靶向治疗

肝细胞癌是血管丰富的实体肿瘤，大多数肝癌有血管异常增生的现象。在肝癌细胞及其周边的间质中经常发现多种促血管生成的因子过度表达，如血管内皮生长因子(VEGF)、碱性纤维母细胞生长因子(bF-GF)、血小板相关生长因子(PDGF)等。因此，VEGF 及其受体可能是肝细胞癌的有效治疗靶点。

贝伐单抗是一种针对 VEGF 的 149kD 的重组人单克隆 IgG_1 抗体，由 93% 人源和 7% 的鼠源部分组成。贝伐单抗能选择性地抑制 VEGF，从而阻止 VEGF 与 VEGFR-1、VEGFR-2 受体结合而激活下游信号，抑制新生血管形成。临床前动物模型证实贝伐单抗能直接抑制 VEGF，抑制鼠移植人类肿瘤生长，减少肿瘤的大小和数目；而且联合应用化疗要比单用化疗或单用抗体效果更好。

Schwartz 等在 2006 年 ASCO 会议上报道了使用贝伐单抗单药治疗不能手术的晚期原发性肝癌Ⅰ期临床研究结果：24 例中 2 例 PR，17 例稳定维持时间超过 4 个月，另外 5 例在 16 周内出现疾病进展，肿瘤控制率(DCR)为 80%，中位进展时间是 6.4 个月。K.El-Shami 在 2008 年 ASCO 会议上报道了肝动脉灌注贝伐单抗(5mg/kg)联合 TAE 治疗不能手术的晚期原发性肝癌 10 例，结果有 2 例患者达到 CR 并持续了 4 个月，PR 6 例，SD 2 例(维持了 6 个月)。7 例患者在 2 个疗程灌注治疗后出现 AFP 的下降。没有肝动脉灌注贝伐单抗相关的不良反应发生。作者认为，肝动脉灌注贝伐单抗联合 TAE 疗效好，不良反应少，值得临床进一步探讨。

贝伐单抗联合化疗也是目前的研究热点。Zhu 等报道了健择＋草酸铂联合贝伐单抗(GEMOX-B)治疗晚期肝癌的临床试验结果：可评价患者 30 例的总反应率为20%，27%患者SD，中位生存期为9.6个月，中位PFS为5.3个月，在3个月和6个月的PFS分别为70%和48%。Hsu等报道了一项Xeloda联合贝伐单抗一线治疗晚期肝癌的Ⅱ期临床研究：共入组45例患者，中位治疗周期数是5，RR为16%，DCR达到60%，中位OS为10.7个月，中位PFS是4.1个月，3个月和6个月的无进展生存率分别是64%和34%。可以看到，这两个联合方案对难治的肝癌同样有效性较好，可以良好耐受，值得进一步观察。

沙利度胺通过干扰血管内皮生长因子、成纤维细胞生长因子的促血管生成作用，对血管生成产生抑制。Fazio等应用沙利度胺(200mg/d，持续口服)治疗了19例经过病理学检查确诊的晚期肝癌患者，结果半年PFS为41%，便秘和嗜睡是最常见的毒性反应，发生率分别为50%和18%；3例患者分别因为水肿、神经毒性和可疑瘤内出血而中断治疗。Chuah等开展了一多中心临床Ⅱ期研究，研究共入组了37例病理确诊的进展期肝癌患者，用药剂量从100mg/d开始，每周增加100mg，根据个体耐受性，最大剂量可增加到800mg/d，平均用量是400mg/d；结果37例患者均可评价安全性，24例对患者可评价有效性，其中PR 1例(3%)，SD 6例(16%)。最常见的不良反应是嗜睡和乏力，发生率分别为84%和73%。由上可知，沙利度胺对肝癌有一定的治疗效果，耐受性好。

3.多靶点药物

索拉非尼是一种口服的多激酶抑制剂，靶向作用于肿瘤细胞及肿瘤血管上的丝氨酸/苏氨酸激酶及受体酪氨酸激酶，包括RAF激酶、VEGFR-2、VEGFR-3、血小板源性生长因子受体βPDGFR-β)、干细胞因子受体(KIT)、Fms样酪氨酸激酶3(FLT-3)和神经胶质细胞系来源的亲神经因子受体(RET)等。因此，一方面可以抑制受体酪氨酸激酶KIT和FLT-3以及Raf/MEK/ERK途径中丝氨酸/苏氨酸激酶，抑制肿瘤细胞增生；另一方面，通过上游抑制受体酪氨酸激酶VEGFR和PDGFR及下游抑制Raf/MEK/ERK途径中丝氨酸/苏氨酸激酶，抑制肿瘤血管生成，因此，可同时起到抗血管生成和抗肿瘤细胞增殖的双重作用。

Liu等通过体外研究发现，索拉非尼能抑制PLC/PRF/5和HepG2细胞中的Raf激酶，进而阻断MEK/ERK信号传导途径，并可降低这两种细胞系的cyclin D1水平，从而抑制肝癌细胞增殖。此外，索拉非尼也能通过抑制Raf/MEK/ERK信号传导通路、降低eIF4E磷酸化水平，并下调Mcl-1蛋白表达水平，从而诱导HCC细胞凋亡；并且在SCID小鼠人类HCC模型中具有明显疗效。

Kane等报道在索拉非尼的Ⅰ期临床试验中，使用索拉非尼的患者中位无疾病进展时间为167天，而用于对照的安慰剂组中位无疾病进展时间为84天，统计结果有显著性差异。Abou-Alfa 等在一项Ⅱ期临床试验中，采用索拉非尼（400mg，bid）单药治疗 137 例无法手术切除的晚期肝癌患者，结果显示 2.2％、5.8％的患者经治疗后病情获部分或轻微缓解；约 33.6％的患者疾病稳定超过 16 周。中位疾病无进展时间与总生存期分别为 4.2 个月和 9.2 个月。严重不良反应包括疲乏、腹泻和手足综合征。

Llovet 报道了 SHARP 研究，即索拉非尼与安慰剂对照治疗晚期 HCC 的多中心、双盲、随机、Ⅲ期临床研究的结果。该研究共入组 602 例患者，被随机分入索拉非尼组（$n=299$）和安慰剂组（$n=303$），两组患者的基线特征相似。在对 321 例患者死亡资料进行分析后显示，索拉非尼组和对照剂组患者总生存率的风险比（HR）是 0.69（95％ *CI*：0.5～0.87；$P=0.000\ 6$），意味着索拉非尼组较对照组的生存改善了 44％，MST 分别为 10.7 个月 *vs* 7.9 个月；两组的症状进展时间（TTSP）无显著差异，索拉非尼组的 TT 较对照组延长，分别为 5.5 个月和 2.8 个月，HR 是0.58（95％ *CI*：0.45～0.74；$P=0.000\ 007$），DCR 也较高，分别为 43％ *vs* 32％。亚组分析表明，索拉非尼对不同 ECOGPS 分级、有无肝外转移及肉眼可见的血管浸润患者均显示出不同程度的获益。安全性分析结果显示，索拉非尼组与安慰剂组严重不良事件（SAE）发生率相似，分别为 52％和 54％。主要不良事件包括腹泻、手足及皮肤反应、出血等，但通常容易控制。总之，与安慰剂相比，索拉非尼可显著延长晚期 HCC 患者的中位 OS（延长 44％）和 Trp（延长 73％），不良反应易于控制，耐受性良好。索拉非尼成为第一个可以改善晚期肝癌生存期的药物。鉴于目前晚期肝癌还没有标准治疗，该研究的结果意义重大，而索拉非尼也将被确立成为晚期肝癌一线系统治疗的标准。

另外一项在中国大陆和台湾地区以及韩国进行的亚太区多中心、随机临床研究（Oriental 研究），226 例晚期肝癌患者以 2∶1 的比例随机接受索拉非尼单药治疗（150 例）或安慰剂治疗（76 例），两组患者的基线特征相似。结果显示，索拉非尼组和对照剂组患者总生存率的风险比（HR）是 0.68（95％ *CI*：0.5～0.93；$P=0.014$），MST 分别为 6.5 个月 *vs* 4.2 个月；两组的 TTSP 无显著差异，索拉非尼组的 TTP 较对照组延长，分别为 2.8 个月和 1.4 个月，HR 是 0.57（95％ *CI*：0.42～0.79；$P<0.001$）。安全性分析结果显示，索拉非尼组与安慰剂组严重不良事件（SAE）发生率相似，分别为 48％和 45％。尽管 Oriental 研究入组病例较 SHARP 研究入组病例分期更晚，但是获得了基本一致的结果，索拉非尼组患者的生存期延长了近 1 倍，表明索拉非尼同样可以显著延长亚洲 HCC 患者的 OS 及 TTP，从而进一步印证了 SIURP 研究结果。

在另外一项索拉非尼的Ⅰ期临床研究中，索拉非尼与多柔比星联合用药治疗晚期肝癌患者，其中有4例肝癌患者治疗的结果为SD，并且SD维持的时间均达到1年以上。2008年的ASCO会议上Abou-Alfa报告了Ⅱ期临床研究的情况：96例初治的进展期肝癌患者，随机接受多柔比星联合索拉非尼或多柔比星联合安慰剂治疗，两组中位TTP分别为8.6个月和4.8个月（RR为0.60，$P=0.076$），OS分别为14.0个月和5.6个月（$P=0.004\ 9$）。研究结果提示多柔比星联合索拉非尼治疗肝癌具有显著的协同作用，可以延长HCC患者TTP。

舒尼替尼也是一个多靶点作用的酪氨酸激酶受体小分子抑制剂，靶点包括PDGF-α、PDGF-β、VEGFR1、VEGFR2、VEGFR3、KIT、FLT3、集落刺激因子受体1型（CSF-1R）和RET，通过干扰信号传导，达到抑制肿瘤细胞分裂和生长的作用。舒尼替尼与索拉非尼作用机制有所类似，有学者也将其试用于晚期肝癌的治疗。

Zhu等开展了一项舒尼替尼治疗肝癌的Ⅱ期临床研究，共有34例患者入组，药物耐受性很好，不良反应有：粒细胞减少和血小板减少12%，淋巴细胞减少15%，谷丙转氨酶（SGOT）升高18%，谷草转氨酶（SGPT）升高9%，手足综合征发生率6%。在肿瘤评估上，有1例PR、16例SD（超过12周），中位PFS 4个月（95% *CI*：2.6～5.9），中位总生存时间OS 9.9月（95% *CI*：7.5～11.7）。Faivre等报道了一项在欧洲、亚洲进行的开放性Ⅱ期临床研究：共入组了37例患者，中位年龄62岁（34～82岁），中位治疗周期是2个（1～7个）；不良反应有血小板减少43%，粒细胞减少24%，中枢神经系统症状24%，出血14%；68%的患者出现肿瘤区域密度的减低，按RECIST标准评价有1例确认的PR和13例SD。初步的结果提示舒尼替尼具有一定抗肝癌活性，值得进一步临床研究。

拉帕替尼是一种可逆的酪氨酸激酶抑制剂，能够同时有效抑制ErbB1和ErbB2酪氨酸激酶活性。其作用机制为抑制细胞内的EGFR（ErbB-1）和HER2（ErbB-2）的ATP位点，阻止肿瘤细胞磷酸化和激活，通过EGFR（ErbB-1）和HER2（ErbB-2）的同质和异质二聚体阻断下调信号，起到抑制肿瘤细胞生长的作用。Ramanathan等在2006年的ASCO年会上报告了一项拉帕替尼治疗肝胆恶性肿瘤的Ⅱ临床研究。研究分为胆囊癌、胆管癌（BTC）和肝细胞肝癌（HCC）两组，共入组了49例患者，其中BTC组19例，未见到明确的抗肿瘤活性；HCC组患者30例患者，观察到了2例PR和8例SD，中位PFS为1.4个月。

4.其他信息传导通路的靶向治疗

NuclerNF-κB通路的持续活化是肝细胞肝癌进展的早期事件之一，针对这一通路的靶向治疗药物能够只消灭肿瘤细胞而不损害正常的细胞。针对这一通路的靶向治疗代表药物是硼替佐米，其作用机制是通过预防 I-kappa B(抑制 NF-κB 活化的蛋白质)在细胞内的分解，抑制 NF-κB 通路的信息传递，引发细胞凋亡并增加肝癌细胞对化疗药物的敏感性。Hegewisch-Becker 等在一个肝细胞癌的Ⅰ/Ⅱ期临床试验中初步探索了硼替佐米对不可切除晚期肝癌的有效性。尽管耐受性良好，但在 15 例患者仅见 7 例 SD，没有 CR 和 PR 的患者。

PI3K/AKT/mTOR 信号通路在多种肿瘤细胞中有异常表达，在肿瘤的发生发展中扮演了重要的角色。阻断该信号通路，特别是抑制了 mTOR 的活性，就有可能特异地抑制肿瘤细胞的生长，PI3K-mTOR 信号转导通路已成为一个有希望的抗肿瘤治疗靶点。mTOR 的特异性抑制剂 Sirolimus(CC I-779s)具有一定的抗肿瘤活性，在一项临床研究中，Sirolimus 在 11 例 HCC 患者中取得了 1 例 PR、4 例 SD 的疗效，并且 PR 持续时间长达 15 个月，中位 SD 的时间也有 7 个月，所有 HCC 患者中位生存期为 7 个月，提示 Sirolimus 对肝癌治疗有效。

伊马替尼是一个选择性的酪氨酸激酶小分子抑制剂，其作用靶点主要包括 *c-abl*、Bcr-Abl、PDGFR 以及 KIT 受体。Armbrust 曾应用伊马替尼 200～400mg/d 治疗 11 例肝功能 Child A 级的 HCC 患者，随访 18 个月后，在 10 例可评价患者中有 1 例 CR，2 例 SD；在另外两个Ⅱ期临床研究中，伊马替尼剂量分别是 300～800mg/d 和 400～600mg/d，在 12 例患者和 15 例患者中分别只观察到 2 例 SD 和 5 例 SD。

总之，目前肝癌的全身化疗效果令人失望，尚有待进一步研究。未来研究的方向包括：①联合不同作用途径和机制的药物多靶点联合阻断信号传导、抑制肿瘤生长；重点研究多种分子靶向药物的联合应用(如多激酶抑制剂联合如抗血管形成药物贝伐单抗、重组人血管内皮素和西妥昔单抗)。②分子靶向药物联合新型细胞毒化疗药物(如吉西他滨、奥沙利铂及卡培他滨)，通过规范的临床试验明确联合治疗的最佳用法、用量和疗程等，寻求治疗晚期肝癌最佳方案。③针对患者的个体差异和遗传多态性的存在，应该像目前已经在进行的多项研究一样，积极寻找针对不同分子靶向药物可预测疗效和毒性的分子生物学标记，找准靶点、选对患者，对特定的合适的肿瘤患者实施“量体裁衣”的个体化治疗，才有可能以最小的经济花费或代价获得最佳的治疗效果。

四、肝内胆管细胞癌的化疗

肝内胆管细胞癌是一种起源于胆管上皮的恶性肿瘤，在我国占原发性肝癌的

3%左右。组织学上肝内胆管细胞癌呈柱状或立方形,胞浆呈嗜酸性,无胆汁小滴,偶有黏液分布,排列成腺泡状、囊状或乳头状,间质结缔组织多,血管丰富。其发病因素、临床表现及治疗与肝细胞肝癌有明显不同,目前一般将其视为两种不同的疾病。

治疗方面,尽管手术切除仍是肝内胆管细胞癌唯一可能治愈的手段,但大多数患者发现时均为晚期,失去手术治疗的机会,因此,化疗成为目前肝内胆管细胞癌主要的治疗手段。目前以吉西他滨、氟尿嘧啶类药物及铂类药物为主,反应率在20%~30%。肝内胆管细胞癌辅助化疗及新辅助化疗目前未被证实能延长患者生存时间,临床上不主张推荐。目前主要应用于进展期肝内胆管细胞癌的治疗。

(一)单药治疗

由于肝内胆管细胞癌与肝外胆管癌都属于胆管癌,虽然化疗疗效有差别,但化疗方案基本一致。早在20世纪70年代,人们就开始尝试将治疗胃癌或肠癌的化疗方案应用于胆道系统的恶性肿瘤。常用的药物有5-FU、丝裂霉素(MMC)、多柔比星等。5-FU单药有效率为0~40%,中位生存期为2~12个月,5~FU与MMC、多柔比星联合应用在有效率及生存时间上均未见提高。近年来,随着化疗药物的发展,卡培他滨、吉西他滨、伊立替康、奥沙利铂等药物的问世,给胆管细胞癌的治疗带来了希望。口服化疗药卡培他滨治疗胆管癌疾病控制率为28%,中位生存期达8.1个月。国外报道单药吉西他滨治疗晚期胆道系统恶性肿瘤,缓解率为26.1%,无进展生存时间8.1个月,总生存时间为13.1个月。另报道替吉奥(S-1)单药一线治疗进展期胆道系统恶性肿瘤的多中心Ⅱ期临床研究,S-1 80mg/(m^2·d),分2次,连续4周,休息2周。共入组41例患者,40例可评价,完全缓解1例(2.5%),部分缓解13例(32.5%),疾病稳定17例(42.5%),疾病进展7例(17.5%),失访2例。总有效率为35%,中位生存期为9.4个月。该研究认为S-1单药治疗是值得推荐的化疗方案。也有研究报道了吉西他滨单药治疗进展期胆道癌的临床研究的Meta分析,总生存时间在4~14个月。

(二)联合治疗

虽然肝内胆管细胞癌的单药化疗取得一定疗效,但临床应用上大都以联合化疗为主。国外有研究用MMC联合卡培他滨或高剂量吉西他滨治疗进展期胆道肿瘤,分别获得较好疗效,总生存时间分别达到6.7个月和9.25个月。另外还有采用卡培他滨联合奥沙利铂一线治疗晚期胆道系统恶性肿瘤的多中心Ⅱ期前瞻性研究,47例患者接受奥沙利铂130mg/m^2,第1天,卡培他滨1 000mg/m^2,每天2次,第1~第14天,每3周重复。结果中位生存期为12.8个月。Kim等报告的一项临床研究,S-1联合DDP治疗转移或复发的胆道系统肿瘤,共入组51例患者,给予S-1 40mg/m²,每天2次,第1～第14天,DDP 60mg/m²,第1天,结果CR 4%,PR 26%,SD 42%,PD 18%,中位生存期为8.7个月。Cho等报告卡培他滨联合吉西他滨治疗进展期胆囊癌的临床研究,吉西他滨1 000mg/m² iv,第1、第8天,卡培他滨1 000mg/m²,每天2次,第1～第14天,每3周重复。入组24例患者,结果8例达到PR,10例SD,1年生存率为58%。此外,还有多项临床研究评估联合化疗对胆管细胞癌的疗效,但有效率均不能取得满意效果。

(三)分子靶向治疗

分子靶向治疗应用于肝内胆管细胞癌目前研究较少,临床应用不多。虽然目前仍在尝试阶段,效果仍需进一步研究证实,但为肝内胆管细胞癌的治疗指明了方向。目前主要有Vandetanib(ZD6474)、索拉非尼、厄洛替尼等,初步研究证实了其有效性,但临床收益较小,仍需探索新的治疗药物和联合治疗方案。

总之,根据目前的研究文献结果,有几种方案可供进展期胆管癌患者选择。一般状况好的患者可以从联合化疗中获益,主要为以下药物的联合:吉西他滨、氟尿嘧啶类药物及顺铂,反应率为20%～30%,中位生存期为8～12个月。一般情况略差或高龄的患者可以考虑予氟尿嘧啶类或吉西他滨单药化疗。

目前,不论在胆管癌的辅助化疗、新辅助化疗还是姑息化疗方面,都缺乏大样本量、前瞻性的随机对照研究,这一方面与胆管癌发病率较低有关,另一方面反映了人们对胆管癌的化疗缺乏信心,故至今仍无标准的化疗方案。美国NCCN指南也只是笼统推荐可以使用氟尿嘧啶类药物或吉西他滨为基础的化疗方案进行治疗,而未进一步明确具体方案。一些新药的问世可能会给胆管癌的化疗带来更好的疗效,希望未来关于胆管癌的研究能有所突破。分子靶向药物治疗目前只是显示出初步效果,未来还有很长的路要走。然而,化疗联合靶向药物治疗可能是肝内胆管细胞癌治疗今后的方向,希望在不远的将来肝内胆管细胞癌的治疗能有明显进步。

第八章　大肠癌

大肠癌包括结肠癌和直肠癌，在世界范围内以经济发达国家的发病率高，可高达(30～50)/10万。美国1988年统计资料指出，大肠癌占该国恶性肿瘤死亡的第2位。在亚洲，日本胃癌高发，但其大肠癌的发病率也在逐年升高，有接近胃癌的趋势。大肠癌在我国的发病率和死亡率也处于逐年上升的趋势。据1993年我国恶性肿瘤死亡调查结果，大肠癌死亡率在城市为8.61/10万，在农村为5.34/10万，均比1973年全国死亡回顾调查城市加农村的2.37/10万为高。

流行病学研究还发现，大肠癌的发病有高发区，在我国以东南沿海地区为主，所以与环境因素有关；与生活习惯、饮食方式的关系很密切，如饮食中脂肪含量高、纤维素含量较低者易发病；其他如血吸虫病、大肠腺瘤、大肠炎症、吸烟、某些微量元素如钼的缺乏等，与大肠癌的发生也有一定关系。

在我国以直肠癌为多见，约占大肠癌的3/5，向上则逐段减少，到盲肠又稍多。

一、诊断要点

大肠癌早期无特殊症状，如出现如下症状则应想到大肠癌，应及时检查，以免延误：①大便规律改变，如便频、便秘、便血或黏液血便等。②腹胀、腹痛或触及腹块。③有肠梗阻的表现。④贫血、恶病质。

结肠癌的检查以钡剂或气钡双重灌肠造影及纤维结肠镜检查为主，直肠癌则以肛门指诊最为简单实用，或用直肠镜、乙状结肠镜检查。CT、MRI等检查，对了解肿瘤外侵、发现转移灶很有帮助。血清癌胚抗原(CEA)测定为非特异性，但对大肠癌的阳性表达可高达70％，故更宜用于术后监测有无复发及转移。

二、病理分型

1.早期大肠癌的大体分型

(1)息肉隆起型。

(2)扁平隆起型。

(3)扁平隆起伴溃疡型。

2.进展期大肠癌的大体分型

(1)隆起型。

(2)溃疡型。

(3)浸润型。

(4)胶样型。

3.大肠癌的组织学分型

以管状腺癌及乳头状腺癌多见,其他如未分化癌、鳞腺癌等均罕见。

三、临床分期

大肠癌的 TNM 分期如下。

T 分期

Tis:原位癌;

T_1:肿瘤侵及黏膜下层;

T_2:肿瘤侵及肌层;

T_3:肿瘤穿透肌层侵及浆膜下层或大肠周围组织;

T_4:肿瘤侵犯到其他器官或造成肠穿孔。

N 分期

Nx:局部淋巴结转移未知;

N_0:无局部淋巴结转移;

N_1:有 1～3 个淋巴结转移;

N_2:有 4 个或以上淋巴结转移。

M 分期

Mx:远处转移未知;

M_0:无远处转移;

M_1:有远处转移。

最终分期

Ⅰ期:$T_{1\sim2}N_0M_0$;

ⅡA 期:$T_3N_0M_0$;

ⅡB 期:$T_4N_0M_0$;

ⅢA 期：$T_{1\sim2}N_1M_0$；

ⅢB 期：$T_{3\sim4}N_1M_0$；

ⅢC 期：任何 TN_2M_0；

Ⅳ期：任何 T 任何 NM_1。

四、治疗原则

对大肠癌的治疗是尽可能手术切除，术后总的 5 年生存率在 50%左右，如病变限于黏膜下层，根治术后 5 年生存率可达 90%，反之如有淋巴结转移，则在 30%以下。所以除争取早期诊断外，改进手术方法或加用化疗、放疗和免疫治疗等综合治疗，目的为了增加切除率，延长生存期。但由于该肿瘤对放、化疗等表现抗拒，治疗后延长生存期的可能甚少，而又有众多的术后复发转移及晚期不能切除的病例亟须治疗，尽管近 10 年来大肠癌的治疗尤其是综合治疗的疗效已有所提高，但寻找高效、低毒的药物或其他治疗手段，仍是目前大肠癌治疗中迫切需要解决的问题。

(1)结肠癌尽量手术切除：①病变局限于黏膜、黏膜下层，淋巴结未发现转移，术后定期观察。②病变侵及肌层以外，或淋巴结转移者，术后需要辅助化疗。

(2)直肠癌选择行术前放疗，或术后凡病变侵及深肌层或淋巴结转移者，则术后放疗，放疗后定期化疗。结肠癌术后辅助化疗，一般于术后 2～4 周开始，直肠癌于放疗后开始，一般静注脉注射 6 周期后改为口服左旋咪唑及卡莫氟，至术后 2 年。

(3)对晚期不能切除的大肠癌或切除术后有复发转移的患者，则选择应用化疗、中医中药、生物反应调节剂、介入治疗、局部放疗等手段综合治疗。

五、单药化疗

大肠癌对化疗药的敏感性较差，很多化疗药治疗大肠癌无效或疗效偏低。首选药为 5-FU，治疗大肠癌的近期有效率约 20%，余如 MeCCNU、CCNU 等，均有疗效。20 世纪 80 年代以来，日本文献报道 5-FU 衍生物优福定(简称 UFT)，治疗大肠癌优于 5-FU，其(CR＋PR)率达 25%～66.7%。我国临床试用国产 UFT 治疗大肠癌，48 例中 24 例有效，有效率为 50%。5-FU 的另一个衍生物卡莫氟(HCFU)，在临床试用中发现对大肠癌的疗效为 43%，国内试用在大肠癌的(CR＋PR)率为 35%，亦优于 5-FU(表 8-1)。对一般情况差或骨髓脆弱的晚期大肠癌患者，口服

FT-207 或 UFT 或 HCFU，可能获得症状短期缓解。

六、联合化疗

大肠癌联合化疗比单药化疗有效率有所提高(表 8-2)，如 Folkson 等报道用 BCNU、5-FU、VCR、DTIC 联用，(CR＋PR)率为 43%，一时成为治疗大肠癌最有效的化疗方案，但重复使用结果不理想。

表 8-1 大肠癌单药化疗的疗效

药物	例数	CR＋PR%
5-FU	339	17
5-FUDR	147	22
MMC	274	18
CTX	96	18
CCNU	243	9
BCNU	197	12
Me-CCNU	168	11
Tomudex	176	26
CPT-11	178	18
L-OHP	37	27

表 8-2 大肠癌联合化疗的疗效

方案	例数	CR＋PR%
5-FU＋CF	971	28
5-FU＋DDP	316	26
5-FU＋MTX	423	24
5-FU＋MMC	186	22
5-FU＋Me-CCNU	436	19
5-FU＋Me-CCNU＋VCR	397	18
5-FU＋6-TG＋Me-CCNU	39	17
5-FU＋MMC＋Me-CCNU	24	29

续表

方案	例数	CR+PR%
5-FU+DTIC+BCNU+VCR	112(初治)	38
L-OHP+5-FU+CF	60(初治)	34.3
L-OHP+5-FU+CF	370(复治)	14.6

亚叶酸(CF)能调节5-FU代谢，增强5-FU的生物活性，加强并延长5-FU对胸苷酸合成酶的竞争性抑制，所以CF与5-FU联用可增加5-FU的抗肿瘤作用。Bruckner等在临床上证实CF能增强5-FU活性；Machover等首先报道大剂量CF($200mg/m^2$)合并5-FU $370\sim400mg/m^2$治疗胃肠道癌，胃癌5例中3例有效，结肠癌30例中，既往未用过5-FU的16例，56%有效，既往用过5-FU的14例，有效率为21%，如此结果是传统化疗所未有的。临床上CF+5-FU以不同剂量、不同给药次序等广泛深入试用，总的说来，多数文献报道，对以往未用过5-FU的结肠癌，疗效为30%～50%，以往用过5-FU的，也取得10%～20%的近期疗效，较单用5-FU的疗效提高1倍。试用也表明，CF剂量增大($500mg/m^2$)，对疗效的提高不优于$200mg/m^2$；另外，在CF与5-FU使用的先后次序上，似乎先用CF，继用5-FU的效果好一些。

Cohen等(1993)综合7篇文献，随机观察晚期大肠癌1500余例，以CF合用5-FU与单用5-FU对照，结果前者有效率和生存期优于对照组的占6篇，表明CF合用5-FU疗法为治疗晚期大肠癌有效方法，也可用于术后辅助治疗，但仍需继续探索药物的合理剂量。

国内首先试用CF+5-FU治疗胃肠道癌的为广州中山医科大学附属肿瘤医院，报道用CF 200mg+5-FU $365\sim500mg/m^2$，每日1次静脉滴注，5日，每月重复，共治疗20例晚期胃肠道癌，其中13例曾用5-FU或FT-207无效。可评价疗效的16例中胃癌5例治疗后PR 1例，1例微效，3例稳定；结肠癌14例，治疗后PR 3例，微效5例，4例稳定，2例恶化，表明经治疗后大多数肿瘤缩小或暂停止生长。

国内外试用CF+5-FU的不良反应大致相似，如恶心、呕吐、腹泻、白细胞下降、口腔黏膜溃疡、脱发等，一般认为比单用5-FU的毒性略重，因之提出CF+5-FU疗法在提高疗效的同时，也要注意其不良反应的增加。

CF+5-FU常用方法：CF 200～300mg，加5%葡萄糖注射液500mL，首先静脉滴注，然后5-FU $300\sim500mg/m^2$加5%葡萄糖注射液1 000mL，静脉滴注

(6～8 小时),每日 1 次,连用 5 日,3 周重复。

DDP 为一抗瘤谱广的抗肿瘤药,也有报道与 5-FU 联用治疗晚期结肠癌,结果并不优于单用 5-FU。

有以 5-FU 合用干扰素(INF)治疗晚期大肠癌,其(CR＋PR)率在 26％～63％,有报道 1 年生存率为 59％,也有报道中位生存期 18 个月的,因均为非随机观察,尚需进一步探索。

近年来,第三代铂类草酸铂(L-OHP)的推出,使大肠癌治疗疗效又有新提高,经Ⅰ、Ⅱ期临床试用,推荐剂量为 130mg/m^2 溶入 5％葡萄糖注射液 500mL 中,静脉滴注 2 小时,单药治疗大肠癌有效率为 18％;L-OHP 与 CF/5-FU 有协同作用,故多与之联合应用,近期有效率达 50％,复治者为 26％;其主要毒性为神经毒性,故用药期间忌接触和服用凉冷物品。另 L-OHP 起效较迟,不能按常规用药 2 周期评价疗效,而应用至 4～6 周期评价为佳。

Armand 等于 1999 年报道一项国际多中心随机对照Ⅲ期临床比较 LV5-FU2 (DeGrament 方案)及 LV5-FU2＋L-OHP 治疗晚期大肠癌患者的疗效。两组各 210 例,对照组 LV5-FU2 方案中 FA(CF)200mg/m^2 静脉滴注 2 小时,接 5-FU 400mg/m^2 静脉滴注,然后 600mg/m^2 连续 22 小时(第 1、第 2 日),每 2 周重复;治疗组除 FA/FU 同用外,加 LOHP 85mg/m^2,静脉滴注 2 小时(第 1 日),后接 LV5-FU2 方案,至 1999 年 5 月,中位随访 28 个月,缓解率在治疗组为 50％,对照组为 22.3％,$P=0.001$,无瘤生存期各为 8.7 个月,6.1 个月,P 值有差异,此结果有可重复性。由于两组内有不少病例是二线或三线病例,虽然总生存期两组相比无统计学差异,但说明 L-OHP 与 FA/FU 联用,确能取得较好疗效。

中国医学科学院肿瘤医院内科曾组织多所医院进行 L-OHPⅡ期临床试用,在可评价的 100 例中,单药有效率 13.9％,与 CF/5-FU 联用有效率 34.4％,其疗效和不良反应与文献报道类似。

Cvitkovic E 等报道两组用草酸铂(OXA)＋5-FU＋CF 联合化疗治疗转移性结直肠癌一线治疗的疗效,一组用 OXA 100mg/m^2＋5-FU 3 500mg/m^2＋CF 150mg/m^2,3 周为 1 周期,治疗 46 例,有效率为 59％,中位无进展生存期为 11 个月,中位总生存期为 15 个月;另一组报道:①用时间调整静脉给药的方法,OXA 100mg/m^2＋5-FU 3 000mg/m^2＋CF 150mg/m^2,3 周为 1 周期,治疗 45 例,有效率为 53％,中位无进展生存期为 11 个月,中位总生存期为 19 个月。②连续静脉滴注方法,药物和剂量同①法,治疗 47 例,有效率为 32％,中位无进展生存期为 8 个月,中位总生存期为 14.9 个月,说明时间调整静脉给药法效果较好。Goldwasser

F.等采用 OXA 85mg/m^2＋CPT-11 100～200mg/m^2，2 周重复，治疗对 5-FU 耐药的晚期结直肠癌 11 例，结果有效率为 54%，中位无进展生存期大于 7 个月。

喜树碱类抗癌药：羟基喜树碱（CPT-10，HCPT）：因对消化道癌尤其大肠癌有效且毒性较低而广泛应用于临床，常用剂量为 10～12mg/m^2，静脉滴注，连用 5 日或每周 2 次，连用 2 周休 1 周，每 21 日为 1 周期。《中国肿瘤临床 2000 年增刊》中，刊登了 HCPT 的基础与临床研究论文共 125 篇，表明该药在治疗消化道肿瘤方面具有有效、低毒等优点。如胥彬等报道 74 例消化道癌中，随机分治疗组 HMF（HCPT＋MMC＋5-FU）和对照组 MF（MMC＋5-FU），每组 37 例，包括原发性肝癌 17 例，胃癌 11 例，大肠癌 9 例。对照组 MF 中 MMC 10mg 静脉滴注（第 1 天），5-FU 500mg 静脉滴注（第 1～第 5 日），28 日为 1 周期×2；治疗组 HMF 中 HCPT 8mg/d，静脉滴注，每日 1 次×10 日，MF 的剂量用法同对照组，28 日为 1 周期×2；结果 74 例总有效率为 18.92%，其中在治疗组中原发性肝癌有效率 47.06%，胃癌 27.37%，大肠癌 33.33%。所以 HMF 方案明显优于 MF 方案，$P<0.05$，表明 HCPT 的确是治疗消化道肿瘤的有效药物。

伊立替康（CPT-11），为喜树碱半合成衍生物，临床试用对大肠癌有效，尤其对 5-FU 耐药的大肠癌，疗效为 18%～24%，其主要不良反应为骨髓抑制，为此用 100mg/m^2 静脉滴注 90 分钟，每周 1 次，连用 3 周，休 1 周，28 天重复的方法为佳。

CPT-11＋MMC 方案：Comella 等（2001）报道用 CPT-11＋MMC 联合化疗对初治或复治的晚期大肠癌患者，其中 40 例用 CPT-11 175mg/m^2 静脉滴注，第 1、第 8 日，MMC 10mg/m^2 静冲，第 1 天，28 日为 1 周期，结果 CR 1 例，PR 4 例，MR 3 例，有效率 12%，中位无复发时间为 6 个月，中位生存期为 14.5 个月；主要不良反应为中性粒细胞减少和腹泻，分别为 62% 和 58%，其中Ⅲ、Ⅳ度分别为 26% 和 23%。因之认为 CPT-11 175mg/m^2 第 1、第 8 日加 MMC 10mg/m^2 第 1 天，4 周重复方案，治疗复发的晚期大肠癌较安全，也有一定疗效。

拓扑替康（TPT）为另一喜树碱水溶性半合成衍生物，其作用靶点与 CPT-11 相同，临床用于大肠癌、肺癌、卵巢癌等，方法为 1.2mg/m^2，每日 1 次×5 日，3 周重复，与 DDP 联用可增加疗效。其主要不良反应为骨髓抑制较严重，治疗大肠癌的疗效并不明显，不如治疗小细胞肺癌及卵巢癌。

七、综合治疗

多年来，很多学者探索结肠癌的术后辅助化疗，如用 MF（MeCCNU、5-FU）、

MOF(MF,VCR)等,可使术后5年生存率提高10%左右。1981—1988年美国6个研究组报道用MFO加或不加免疫制剂BCG,共4000余例结肠癌患者,进行临床随机对比观察,只有1个研究组术后5年生存率为67%,对照组58%,$P=0.05$,余均无差异。1989年,Laurie等报道用左旋咪唑(LMS)50mg,每日3次口服,共3日,每隔周重复,疗程1年及用LMS合用5-FU(450mg/m^2静脉滴注,每日1次×5日,28日后改为每周1次×52周),共治疗大肠癌患者401例,试用结果为LMS合用5-FU组,在Dukes B及C期比单一手术为优,无病生存率为60% *vs*. 50%,但总生存期无差异。Moertel等报道929例Dukes C期结肠癌患者之术后辅助化疗,分为3组观察:①LMS合用5-FU,剂量及方法同上。②单用LMS,剂量方法同上。③未给予任何药物。结果无病生存率与总生存率在第一组为63%和71%,第二组为54%和65%,第三组为47%和55%,表明LMS合用5-FU为Dukes C期结肠癌有效的术后辅助治疗方法。

因直肠癌手术时约30%有隐匿性转移,又因直肠位于盆腔内,因之选择性采用术前放疗和(或)术后放、化疗等综合治疗,可在一定程度上减少复发、转移而提高生存率。

大肠癌术后常发生肝转移,转移率可高达50%,如果仅为孤立转移灶,其他部位未发现复发转移,可选择手术切除,术后5年生存率可达42%。如果不适于手术,可行肝动脉灌注化疗。Cohon等搜集文献,用FUDR或5-FU肝动脉给药,近期疗效48%～62%,远高于静脉给药的10%～20%,但生存期前者为12～17个月,比后者10～16.7个月略高,但无明显差异。

中国医学科学院肿瘤医院总结资料,1960—1987年对结肠癌术后化疗资料完整的115例中,术后辅助化疗的56例,术后复发转移而行化疗的59例。115例中单一用药的41例,其中以5-FU单药为主的占33例,联合用药74例中以MMC、5-FU为主的占43例。56例术后辅助化疗的1年生存率为78.6%(44/56)、3年为50.9%(28/55)、5年为46%(23/50)、10年为31.6%(12/38)、15年为27.8%(5/18)、20年为33.3%(3/9)。与同期有淋巴结转移的5年生存率41%,10年生存率33.3%类似。59例有复发转移的患者中,单一用药的4例PR,联合用药中2例CR,7例PR,总的近期有效率为22%,治疗后1年生存率为34%、2年为11.7%、3年为1.7%。值得提出的是,2例完全缓解者存活时间均较长,说明尽量达到完全缓解对生存期的延长有重要意义。

大肠癌常用的联合化疗方案如下。

(1)FL方案:左旋咪唑50mg,每日3次口服,共3日,每15日重复,即每隔12

日服3日，共1年，优福定3～4片，每日3次口服，用药2个月，休息2个月，再重复，共1年。以上用于辅助性治疗。

(2)CF＋5-FU：CF 200～300mg，静脉滴注(先用)；5-FU 500mg/m^2，静脉滴注6～8小时。每日1次，连续5日，3周重复。

此方案用于治疗，如果用于辅助性化疗，则用6个月，6个月至2年用左旋咪唑及优福定或卡莫氟口服。

(3)OFL方案：

L-OHP 130mg/m^2，静脉滴注2小时，第1日(不用生理盐水，用5%葡萄糖注射液500mL溶解)

CF 200mg/次，静脉滴注(先)，第2～第5或第6日；

5-FU 500mg/m^2，静脉滴注4～6小时(后)，第2～第5或第6日，21天为1周期。

(4)HFL方案：

HCPT 10mg/m^2，静脉滴注，第6～第10日；或每次12mg/m^2，静脉滴注，2/周(第3、第6、第9、第12日)；

CF 200mg，静脉滴注(先)，第1～第5日；

5-FU 600mg/m^2，静脉滴注4小时(后)，第1～第5日，

21日为1周期。

(5)IFL方案：

CPT-11 100mg/m^2，静脉滴注90分钟，第1、第8、第15日；

CF 200mg，静脉滴注(先)，第2～第6日；

5-FU 500mg/m^2，静脉滴注(后)，第2～第6日。

28日为1周期。

一般情况或骨髓功能较差者，可用FT-207，每次200～300mg，每日3次口服，或UFT_2 4片，每日3次口服，或HCFU每次200mg，每日3次口服，代替FT-207。

肝转移用肝动脉插管(栓塞)灌注化疗药：DDP 80mg/m^2，5-FU 600mg/m^2，肝动脉灌注(必要时加栓塞剂)，每月重复。

第九章　卵巢癌

卵巢癌是妇科三大恶性肿瘤之一。我国卵巢癌的发病率位于宫颈癌和宫体癌之后，居第3位。近20年来其发病率以每年0.1%的速度增长，并随年龄增长而升高。女性一生中患卵巢癌的危险为1.5%。因卵巢癌早期无明显症状，就诊时2/3属晚期，是妇科三大恶性肿瘤中预后最差的。近20年来由于外科治疗技术的改进、顺铂联合化疗的进展，卵巢恶性生殖细胞瘤目前已成为化疗可根治的肿瘤，使卵巢癌总的5年生存率由20世纪70年代的30%升至20世纪80年代末的44%，上皮癌由30%升至39%。目前恶性生殖细胞瘤的5年生存率早期超过90%，晚期达50%～60%。

流行病学研究表明，晚婚、不育者患卵巢癌的危险相对增高。妊娠期不排卵及长期服用避孕药，可减少卵巢癌的发生。和遗传相关的卵巢癌约占所有卵巢癌的5%～10%，如直系亲属有卵巢癌和乳腺癌者，其发病率明显升高。其他危险因素如环境、饮食、服用外源性非避孕性雌激素等均相关。

卵巢癌主要有3种病理类型：上皮癌国外占卵巢癌的90%以上，国内约占65%，多发生于绝经期和绝经后期；恶性生殖细胞瘤国外少见，国内约占20%，多发生于青少年；性索间质肿瘤属低度恶性肿瘤，约占10%，可发生于任何年龄。

一、诊断要点

(1)早期症状可有月经失调及轻度的胃肠道症状。随着肿瘤的增大和转移，可扪及肿块，出现腹胀、腹水、盆腔压迫症状或不同程度的肠梗阻等。卵巢恶性生殖细胞瘤由于肿瘤生长迅速，常伴坏死，多有腹痛、发热，或因肿瘤扭转出现急腹症。妇科检查发现盆腔有囊性或囊实性或实性肿块，晚期可扪及转移结节。

(2)腹水细胞学检查：70%～80%的上皮癌腹水中可发现腺癌或恶性肿瘤细胞，应和胃肠道原发肿瘤鉴别。

(3)影像学检查：如X线检查，盆腹腔CT、MRI、B超等，可提供病变的部位、大小、性质及累及范围等资料，有利于诊断及鉴别诊断。

(4)肿瘤标志物检查：血清卵巢上皮癌相关抗原CA125水平的测定是卵巢上皮癌的监测方法，有80%以上的上皮癌患者CA125水平升高。卵巢黏液腺癌的癌胚抗原(CEA)可增高。甲胎蛋白(AFP)和人体绒毛膜促性腺激素(HCG)是卵巢内胚窦瘤和绒癌的标志物，近年来发现患卵巢无性细胞瘤者血液中乳酸脱氢酶增高。这些肿瘤标志物均可用于相应肿瘤的诊断及病情追踪。

(5)细针穿刺活检：从阴道后穹隆或在B超指引下从腹部进行肿瘤细针穿刺活检，可获得初步组织学检查资料。

(6)剖腹探查和肿瘤组织学检查是最后诊断和分期的依据。

(7)肿瘤转移：①种植性转移：肿瘤穿透包膜，广泛种植于盆腹腔表面，是其主要途径。②直接浸润：肿瘤侵犯邻近组织或器官。③淋巴转移：也是卵巢癌转移的主要途径，包括盆腹腔和体表淋巴结。早期淋巴结转移率为10%～20%，晚期达40%～60%。④血行播散：可转移至肝、肺、骨等。

二、病理分型

世界卫生组织有关卵巢肿瘤的分型如下。

1.常见卵巢上皮肿瘤

包括浆液腺瘤、黏液腺瘤、子宫内膜样腺瘤、透明细胞瘤、勃勒纳瘤及混合性上皮肿瘤，每种均分为良性、交界性和恶性3种。还包括未分化癌及不能分类的上皮肿瘤。

2.性索间质肿瘤

主要包括颗粒间质细胞瘤、泡膜细胞瘤、睾丸母细胞瘤、两性母细胞瘤和未分类肿瘤。

3.生殖细胞瘤

包括无性细胞瘤、内胚窦瘤、胚胎癌、多胚瘤、绒癌、畸胎瘤。畸胎瘤可分为未成熟型、成熟型(实性畸胎瘤、囊性畸胎瘤和畸胎瘤恶变)和单胚性高度特异性型(甲状腺肿、类癌)。

三、临床分期

卵巢癌的分期必须通过全面的体检及剖腹手术对盆腹腔全面探查，腹水或腹腔冲洗液的细胞学检查及对盆腹腔可疑部位多处活检，病理检查后才能作出准确的临床分期。目前采用的国际分期法(1987年FIGO)，标准如下。

Ⅰ期　肿瘤局限于卵巢

Ⅰa　肿瘤局限于一侧卵巢，无腹水，包膜完整，表面无肿瘤。

Ⅰb　肿瘤局限于双侧卵巢，无腹水，包膜完整，表面无肿瘤。

Ⅰc　Ⅰb或Ⅰb期病变已累及卵巢表面；或包膜破裂；或在腹水或腹腔冲洗液中发现恶性细胞。

Ⅱ期　病变累及一侧或双侧卵巢，伴盆腔转移。

Ⅱa　蔓延和(或)转移至子宫或输卵管。

Ⅱb　蔓延至其他盆腔组织。

Ⅱc　Ⅱa或Ⅱb期肿瘤已累及卵巢表面；或包膜破裂；或在腹水或腹腔冲洗液中发现恶性细胞。

Ⅲ期　肿瘤侵及一侧或双侧卵巢，伴盆腔以外腹膜种植或腹膜后或腹股沟淋巴结转移；肝脏表面转移。

Ⅲa　肿瘤局限在盆腔，未侵及淋巴结，但腹腔腹膜面有镜下种植。

Ⅲb　腹腔腹膜种植瘤直径＜2cm，淋巴结阴性。

Ⅲc　腹腔腹膜种植瘤＞2cm，或伴腹膜后转移；或腹股沟淋巴结转移。

Ⅳ期　肿瘤侵及一侧或双侧卵巢并有远处转移，胸水存在时需找到恶性细胞；肝转移需累及肝实质。

为了更准确地估计预后，对Ⅰa或Ⅰc期的病例应注明肿瘤包膜是自发破裂或在手术中破裂，对阳性细胞学发现也应注明是来自腹腔冲洗液或来自腹水。

四、治疗原则

卵巢癌主要采用手术治疗和化疗。

1.卵巢上皮癌的治疗原则

Ⅰ期：以外科手术切除为主。首先作全面盆腹腔探查分期，切除范围包括全子宫、双附件、大网膜、阑尾，并行腹膜后淋巴结清扫。年轻患者要求保留生育功能，仅行单侧附件切除者应具备下述条件：①肿瘤限于Ⅰa期，和周围组织无粘连。②对侧卵巢正常。③肿瘤分化好。④肿瘤类型属非透明细胞癌。Ⅰ期预后差的因素包括Ⅰb或Ⅰc期、肿瘤分化差、属透明细胞癌，术后均应辅助化疗，一般不超过4～6个疗程，或辅助放疗。

Ⅱ、Ⅲ期：行剖腹探查和肿瘤减灭术，即以尽量彻底切除肿瘤的原发灶及转移灶为原则，包括全子宫、双附件、大网膜、阑尾切除，以及受累腹膜和(或)部分受累脏器切除和腹膜后淋巴结清扫。

Ⅳ期：以化疗为主。为提高疗效、延长生命，可辅以手术治疗。

2.卵巢恶性生殖细胞瘤的治疗原则

近十余年来，卵巢生殖细胞瘤的疗效有明显改善，以前除无性细胞瘤外，几乎所有的恶性生殖细胞瘤都难逃死亡的厄运。现已将卵巢生殖细胞瘤列入继绒癌之后第 2 种可用化疗根治的妇科恶性肿瘤。

Ⅰ、Ⅱ期：手术的目的是明确诊断及分期，切除原发灶及转移灶。由于此组肿瘤多发生于青少年，保留生育功能备受关注。目前认为经探查对侧卵巢及子宫未受肿瘤侵犯者均可保留生育功能，可行单侧附件切除。术后除Ⅰa 期中肿瘤分化Ⅰ级的未成熟畸胎瘤外，均需术后化疗。如手术后无残存肿瘤，一般化疗需 3～4 个疗程，并严密随诊。

Ⅲ、Ⅳ期：行肿瘤减灭术，术后化疗。由于此组肿瘤对化疗高度敏感，一般化疗需 6 个疗程。

五、化疗

(一)卵巢上皮癌的化疗

上皮癌是化疗敏感肿瘤。近 20 年来疗效取得了长足的进展，从 20 世纪 60 年代的单药烷化剂，70 年代的单药顺铂，至 80 年代顺铂联合化疗，使Ⅲ期上皮癌的术后中位生存期从 12 个月、18 个月提高至 24 个月。顺铂联合化疗成为 20 世纪 80 年代卵巢癌的常规化疗方案。顺铂联合化疗虽然改善了晚期患者的生存，但肿瘤易耐药和复发，即使肿瘤达到临床完全缓解的晚期患者，仍有 50%～75%复发。20 世纪 80 年代对这些复发耐药的肿瘤，仅有少数药物如异环磷酸胺、六甲嘧胺等有效，有效率仅为 20%。1989 年细胞毒抗癌新药紫杉醇应用于临床，改善了复发患者的疗效，20 世纪 90 年代初被广泛用于复发卵巢癌的治疗。顺铂联合化疗中肿瘤进展和无化疗间隔 6 个月内复发者的疗效为 20%～40%。1996 年美国妇科肿瘤组采用紫杉醇与顺铂联合和标准顺铂联合化疗方案(DDP、CTX)治疗理想减瘤术后晚期患者，结果表明前者的疗效明显优于后者，有效率 73%对 60%，完全缓解率 51%对 31%，中位生存期 38 个月对 24 个月。这一结果随后也得到欧洲和加拿大几组临床试验的证实，从而奠定了紫杉醇与顺铂联合作为卵巢上皮癌一线治疗的基础，现已被全世界广泛采用。

20 世纪 90 年代又有一批抗癌新药上市，主要是治疗卵巢癌的二线药，如拓扑替康、吉西他滨、泰索帝、草酸铂、脂质体阿霉素等，给卵巢癌的二线治疗增加了希望。但目前这些新药治疗耐药卵巢癌均属中度有效，疗效相似，有效率约 20％左右。因此耐药卵巢癌的治疗仍是当今的棘手问题。为进一步改善疗效，对这些新药的给药剂量、方法以及联合化疗等正在进行广泛的研究和试用，同时也在探索作为术后一线用药的疗效。

1.卵巢上皮癌一线化疗

(1)早期癌的化疗：除Ⅰa 期肿瘤分化好外，术后均需化疗，一般用 4～6 个疗程。常用方案如下。

1)单药顺铂(DDP)：DDP 目前是治疗上皮癌最有效的首选药，有效率达 29％～35％。其主要不良反应有严重的胃肠道反应如恶心、呕吐、肾毒性、末梢神经和听神经毒性以及轻度血液学毒性等。肾和神经毒性是顺铂剂量限制性毒性，故肾功不全和末梢神经病变者慎用。为减少肾毒性，当顺铂剂量超过 $50mg/m^2$ 时需同时水化、利尿，为缓解严重胃肠毒性可用 5-羟色胺受体拮抗剂如恩丹西酮等。顺铂有剂量累积毒性，总剂量一般不应超过 $800mg/m^2$。单药 DDP 剂量为 50～$100mg/m^2$＋NS 200mL；静脉滴注，第 1 日，水化利尿止吐，3 周 1 个疗程。

2)单药卡铂(CBP)：卡铂是顺铂第二代衍生物，具有与顺铂疗效相同，而胃肠道、肾和神经毒性小的优点，无累积毒性，但有明显血液学毒性。

剂量：CBP 300～$400mg/m^2$＋5％ GS 500mL，静脉滴注，第 1 日或分 5 日，4 周为 1 疗程。

3)腹腔化疗：上皮癌有盆腹腔广泛转移的生物特性和腹腔解剖学和腹腔药代动力学的优势，使腹腔可灌注高浓度药物，有局部药物浓度高、维持时间长、药物和肿瘤直接接触、毒性小等优点。但腹腔化疗受药物渗透深度有限(对＞2cm 残存瘤疗效差)，术后腹腔粘连而致药物分布不均和插管或穿刺并发症等限制。目前腹腔化疗尚未被世界广泛接受作为常规化疗。

DDP　每次 100mg 或 $100mg/m^2$＋NS 2 000～3 000mL，静脉冲入，水化利尿止吐，3 周为 1 个疗程。

或 CBP 400～600mg/次，静脉冲入，3～4 周为 1 个疗程。

4)DDP/CTX 腹腔与静脉联合化疗：同晚期癌。

5)顺铂联合化疗和紫杉醇联合化疗：同晚期癌。

(2)晚期上皮癌的化疗：20 世纪 80 年代已将顺铂联合化疗作为上皮癌首次术

后的常规化疗。同等强度的CP方案与CAP方案的多组对比研究表明，两种方案疗效相同，前者避免了阿霉素的毒性。目前提倡CP方案取代CAP方案作为术后一线化疗。但另几组研究结果表明CAP方案比CP方案治疗晚期癌的2年和6年生存率各增加5%和7%，中位生存期增加10个月。

晚期上皮癌的术后一线化疗一般应用6～8个疗程。如肿瘤切除困难，已有远处广泛转移等，在基本明确诊断后，可先化疗2～3个疗程，常称此种化疗为新辅助化疗，可使肿瘤缩小，一般状态改善，提高手术切除率。晚期癌的化疗方案如下。

1)CP方案：DDP 60～75mg/m^2＋NS 100mL，静脉滴注，第1日(正规水化利尿止吐)；CTX 60～75mg/m^2＋NS 100mL，静脉冲入，第1日，3周为1疗程。

2)CC方案：CBP 300mg/m^2(或AUC 5)＋5% GS 500mL，静脉滴注，第1日或分5天给予；CTX 60～75mg/m^2＋NS 100mL，静脉冲入，第1日。每4周1疗程。CBP与DDP疗效相同，无明显胃肠、肾和神经毒性，用CBP代替DDP目前颇受欢迎。

3)CAP方案：DDP 50mg/m^2＋NS 100mL，静脉滴注，第1天；ADM 40～50mg/m^{2}或EPI 50～60mg/m^2，静脉冲入，第1日；CTX 500mg/m^2＋NS 100mL，静脉冲入，第1日，4周1疗程。为避免DDP的肾及胃肠毒性，治疗同时应予水化、利尿及止吐治疗。DDP的剂量限制性毒性为累积的肾及神经毒性，其总剂量不应超过800～880mg/m^2；由于阿霉素的心脏毒性，总累积剂量不应超过500～550mg/m^2，表阿霉素不应超过700～900mg/m^2。中国医学科学院肿瘤医院对轻度肾损伤患者采用DDP 20mg/m^{2}第1～第3或第1～第4日，代替DDP一日剂量，取得相似疗效，未明显增加肾毒性。

4)腹腔顺铂与静脉联合化疗：由于卵巢癌的腹腔用药比静脉用药有优势，近年来腹腔化疗备受重视。Alberts等1996年采用顺铂腹腔用药，环磷酰胺静脉用药与二者均静脉用药治疗Ⅲ期理想减瘤术后(残存肿瘤≤2cm)患者的结果证明，顺铂腹腔给药有较高的二探阴性率(47% *vs.* 36%)和较长的中位生存期(49个月对41个月)，并有肾毒性、神经毒性小，可大剂量给药的优点。主要用于术后腹腔有小残存肿瘤的患者。

PC方案：DDP 100mg/m^{2}静脉冲入，第1日(水化利尿止吐)；

CTX　750mg/m^{2}静脉注射，第1日；

3～4周为1个疗程。

5)TP或TC方案：紫杉醇(PTX或T)联合化疗，目前国内外许多医院已将TP方案代替顺铂传统联合化疗作为初治晚期卵巢癌的一线标准化疗，甚至用于早期癌的一线化疗。

PTX 135mg/m^2+5% GS 500mL,静脉滴注24小时,

或175mg/m^2+5% GS 500mL,静脉滴注3小时,第1日;

DDP 70～75mg/m^2+NS 1 000mL静脉滴注,第2日,或分2次剂量,第2和第3日输入(正规水化利尿止吐),3～4周为1个疗程。

为减少紫杉醇和顺铂联合化疗的毒性和便于门诊治疗,美国妇科肿瘤组开始采用卡铂代替顺铂与紫杉醇联合,非血液学毒性,特别是神经毒性减低,已将其作为一线标准化疗。其疗效与紫杉醇和顺铂联合化疗疗效无明显差别,且毒性低,易于耐受。

PTX 175mg/m^2,静脉滴注3小时,第1日;

CBP AUC 4～6(250～350mg/m^2),静脉滴注,第2日;

4周为1个疗程。

紫杉醇主要的剂量限制性毒性是末梢神经病变,如肌肉痛、关节痛等,并有中度血液学毒性、脱发、胃肠道反应等。有3%的患者可出现过敏反应,应用紫杉醇治疗应注意下述事项并做预处理:①有过敏史者慎用。②为预防过敏反应,用药前12小时及6小时分别口服地塞米松3.75mg,用药前半小时肌内注射苯海拉明40mg,静脉用西咪替丁300mg。③为减轻末梢神经炎,治疗期间给予B族维生素,为缓解末梢神经病变的疼痛症状,可用止痛药百服宁等。④此药输入时应采用高分子聚乙烯输血器或特制输入装置,不能用聚丙烯塑料袋,以免药物变质。⑤用药前15分钟及用药后每15分钟测量血压、脉搏各1次,至1小时,观察有无过敏反应。如用药过程中出现过敏反应,应积极抢救。在病情稳定后,先静脉注入地塞米松20mg、苯海拉明40mg、西咪替丁300mg,后将紫杉醇缓慢输入(输24小时),密切观察。中国医学科学院肿瘤医院采用上述方法,使数例过敏患者完成治疗。因紫杉醇与顺铂联合化疗4疗程后,有40%的患者出现神经毒性,一般用6～8个疗程。

Fennelly等研究表明,用低剂量的紫杉醇进行周化疗可维持紫杉醇的血药浓度为0.01～0.05mol/L,这样的血药浓度既能维持有效的抗肿瘤作用,又不会引起太重的骨髓抑制。近年来的临床研究表明此种方案既可导致肿瘤细胞的凋亡,又可抑制肿瘤新生血管的生存,小剂量周化疗目前正在临床试用中。

PTX 60～80mg/m^2,静脉滴注1小时,第1、第8、第15日;

DDP 70mg/m^2,静脉滴注,第2天(正规水化利尿止吐),或CBP AUC 4～6(250～350mg/m^2),静脉滴注2小时,第2日;

4 周为 1 个疗程。

2.复发患者的化疗

大约 10%的早期癌和大多数的晚期癌，治疗后肿瘤未控制或复发。初次手术后的化疗常称一线化疗，一线化疗中肿瘤未控制或以后肿瘤复发的二次化疗统称为二线化疗。一般又将顺铂联合化疗中肿瘤进展或化疗结束后 6 个月（或 1 年）内肿瘤复发认为肿瘤对顺铂耐药，其中化疗中肿瘤进展者也称难治性卵巢癌；化疗结束 6 个月（或 1 年）后肿瘤复发为顺铂敏感，此时采用的化疗称为二线化疗。近 10 年来逐步明确了二线化疗的疗效主要和一线化疗后无化疗间隔长短有关。随无化疗间隔时间延长，化疗敏感性逐渐增高。难治性卵巢癌目前化疗疗效仅 10%，无化疗间隔＜6 个月复发的耐药卵巢癌，化疗疗效为 20%左右，而间隔＞24 个月有效率达 59%。而顺铂耐药肿瘤，顺铂联合化疗很少对其有效，应选择与顺铂无交叉耐药的药物或紫杉醇、拓扑替康等新药。无化疗间隔＞6 个月的顺铂敏感复发，对顺铂联合化疗仍有效，可用顺铂联合化疗或新药。

复发患者的化疗方案如下。

（1）CP 或 CAP 方案（或用 CBP 代替 DDP）：

主要用于未用或仅用过少量顺铂或顺铂化疗敏感复发者（化疗有效并化疗结束后 6 个月或 1 年后复发）。也可改用 EP 方案。

EP 方案：

VP-16　60～70mg/m^2＋NS 500mL，静脉滴注，第 1～第 5 日；

DDP　20mg/m^2＋NS 100mL，静脉滴注，第 1～第 5 日，或 CBP　100mg＋5% GS 500mL，静脉滴注，第 1～第 5 日；

4 周为 1 个疗程。

中国医学科学院肿瘤医院采用 EP 方案作为二线化疗，治疗复发卵巢癌取得较好疗效，同样仅对顺铂化疗敏感者疗效好。

（2）IEP 方案：

VP-16　60～70mg/m^2 或 100mg＋NS 500mL 静脉滴注，第 1～第 3 日；

DDP　30mg＋NS 100mL 静脉滴注，第 1～第 3 日；

IFO　2g＋NS 500mL 静脉滴注，第 1～第 3 日；

Mesna　400mg，用 IFO 后的 0、4、8 小时静脉滴注，第 1～第 3 日；

4 周为 1 个疗程。

某医院采用此方案治疗复发耐药卵巢癌 26 例，有效率 30.7%。此方案对部分紫杉醇联合化疗失败后有效，但有较严重的骨髓毒性，年老、体弱、既往化疗有严重骨髓抑制者慎用。

(3)紫杉醇联合化疗:无论肿瘤对顺铂耐药或对顺铂敏感,目前紫杉醇联合化疗均是最有效的挽救化疗和二线化疗方案。紫杉醇与顺铂和紫杉醇与卡铂联合化疗的剂量同晚期卵巢癌。

(4)六甲嘧胺(HMM):用于治疗卵巢癌已有30余年历史,单药作为一线化疗的有效率为41%~46%,烷化剂治疗失败后的有效率8%~43%,顺铂联合化疗后的有效率0%~33%。Manette报道一组难治性卵巢癌52例,用六甲嘧胺每日260mg/m^2,口服15日,4周为1个疗程,共12疗程,追随10年,9例无复发,中位生存期75个月。可为部分耐药患者提供长期生存机会。现六甲嘧胺与异环磷酰胺、卡铂等联合作为二线治疗也有报道。HMM的用法:HMM 250mg/(m^2·d),口服(分次服),第1~第15日,4周为1个疗程。

(5)激素治疗:采用雌激素作为卵巢癌的姑息治疗的有效率为5%~10%。多用三苯氧胺20mg,每日2次或甲羟孕酮500mg,每日1次或甲地孕酮160mg,每日1次,有报道可延缓肿瘤的进展。

(6)治疗卵巢癌有效的新药:迄今在欧洲和美国卵巢癌Ⅱ、Ⅲ期临床试用最多的新药是拓朴替康(TPT)。它不但对顺铂耐药肿瘤有效,而且对紫杉醇与顺铂治疗失败后也有效。其中紫杉醇与顺铂治疗一线失败后有效率为13%,二线失败后为14%,中位缓解期各为24周和11周。目前认为TPT是对紫杉醇与顺铂耐药肿瘤的有效药物,其他新药均在临床试用中。

(二)卵巢恶性生殖细胞瘤的化疗

目前认为恶性生殖细胞瘤中,除Ⅰ期Ⅰ级未成熟畸胎瘤不需化疗外,其余各期的恶性生殖细胞瘤都应手术后辅助化疗。20世纪90年代以来,BEP方案已经成为国际上治疗各期卵巢恶性生殖细胞肿瘤的标准一线化疗方案。

(1)BEP方案:

BLM 15mg+NS 1 000mL,静脉滴注,第1~第3日,

VP-16 70~100mg/m^2+NS 500mL,静脉滴注,第1~第5日;

DDP 20mg/m^2+NS 200mL,静脉滴注,第1~第5日;

3~4周为1个疗程。

关于生殖细胞瘤化疗疗程,Ⅰ期患者术后常用BEP方案3~4个疗程,Ⅱ期以上晚期患者,应根据肿瘤残存情况用4~6个疗程,如果化疗前血清肿瘤标志物阳性,则可在标志物转阴后,再用2~3个疗程。

(2)IEP 方案：

IFO　$1.2g/m^2$＋NS 500mL,静脉滴注,第 1～第 3 日或第 5 日,Mesna 每次 400mg,每日于 0,4,8 小时解毒；

VP-16　$75mg/m^2$＋NS 500mL,静脉滴注,第 1～第 5 日；

DDP　$20mg/m^2$＋NS 200mL,静脉滴注,第 1～第 5 日；

4 周为 1 个疗程。

以异环磷酰胺为基础的化疗,主要用于对铂类敏感的生殖细胞瘤(一线化疗达 CR,以后复发者)有约 50％可以达到无瘤状态,然而其中约一半仍将复发。

(3)近年来报道新药紫杉醇和吉西他滨对耐药难治性恶性生殖细胞瘤有效,有效率 20％左右。有采用 TOXAL＋IFO 或 TOXAL＋VP-16 或 TOXAL＋IFO＋VP-16 均有效的报道。

六、综合治疗

卵巢癌既是化疗敏感肿瘤又极易耐药,目前手术和化疗是卵巢癌的两大不可缺少的治疗手段,两者相辅相成,才能提高疗效。放疗也是辅助治疗手段之一。卵巢癌手术治疗原则独树一帜,是以尽量彻底切除肿瘤的原发灶及转移灶为原则,称之为肿瘤细胞减灭术,使残存肿瘤直径尽量减小至 2cm 甚至 0.5cm 以下,以提高术后化疗和放疗的疗效。如果晚期肿瘤切除困难,可先行术前化疗,使肿瘤缩小,提高手术切除率。即使是Ⅳ期已有远处转移的卵巢癌,在化疗达到一定疗效后,也可行肿瘤减灭术,进一步提高疗效。

近 10 余年来卵巢癌的放疗的适应证主要限于:①卵巢放射敏感肿瘤,如无性细胞瘤、颗粒细胞瘤等术后治疗。②术后无残存肿瘤或仅盆腔有残存肿瘤的上皮癌。③局部肿瘤,或复发转移的姑息治疗,如盆腔、锁骨上和腹股沟肿瘤的局部放疗。

激素治疗,如他莫昔芬、孕激素类药等作为辅助治疗,主要用于晚期患者的姑息治疗,或与化疗联合。生物治疗如白介素、干扰素,目前不但作为晚期患者的辅助治疗,已有腹腔治疗获得较好疗效的报道。中药治疗在提高机体的免疫功能、改善患者的一般状态、缓解化疗的不良反应等方面都起了重要作用。

第十章　宫颈癌

宫颈癌居妇科恶性肿瘤首位，据世界卫生组织估计，20 世纪 80 年代全世界宫颈癌每年新发病例为 45.9 万，而我国则为 13.15 万，约占新发病例总数的 1/3。宫颈癌的流行特征为：经济不发达国家的发病率高于发达国家，就我国而言，宫颈癌的发病率和死亡率均存在山区高于平原、农村高于城市及显著的地区差异。自 20 世纪 50 年代末开展宫颈癌普查以来，北京、上海、江西、湖北等 10 地区宫颈癌患病率均大幅度下降，北京降至 2.5/10 万。但近年国内外资料显示宫颈癌有年轻化和子宫颈腺癌发病率上升的趋势。

宫颈癌的发病因素至今尚不明确，目前认为是多因素协同综合作用的结果，如性混乱(包括男、女双方)，初次性交年龄小，婚产因素，宫颈糜烂，病毒感染(HSV-2，HPV)等。国外报道 15 岁以前开始性生活或有 6 个以上性伴侣者，宫颈癌的发病风险升高 10 倍。

一、诊断要点

1.妇科检查

除常规双合诊外，三合诊是诊断宫颈癌不可缺少的检查方法，重点检查宫颈肿瘤情况，了解外阴、阴道、宫体、宫旁、盆腔淋巴结及直肠、膀胱等部位的浸润及范围，以确定临床分期。

2.早期癌诊断的辅助检查

(1)子宫颈细胞学检查：为国内外首选的筛查方法，简便易行，早期诊断的阳性率达 90%左右，目前主张同时刮取宫颈和宫颈管细胞的双份涂片法及重复多次涂片，以提高其阳性率，近年中国医学科学院肿瘤医院采用宫颈双取器取材，涂片的异常出现率高于传统的小脚板。

(2)碘试验：碘不着色者为阳性，当宫颈涂片异常或临床可疑而无阴道镜检查时，碘试验可提示活检部位。

(3)阴道镜检查：借助阴道镜放大6～40倍可发现无症状或肉眼看不见的早期宫颈癌及其癌前病变，通过直接观察宫颈上皮和血管的变化，确定病变部位，提高活检阳性率，与细胞学合用，阳性率高达98%～99.4%，同时行宫颈管搔刮术，可减少宫颈锥切率。当细胞学异常或临床可疑时均可行阴道镜检查，目前阴道镜检查的适应证日渐扩大，部分单位和地区已用于防癌普查。

(4)肿瘤固有荧光诊断法：为近年开展的新方法，用于定位活检或普查筛选，已获明显效果。

3.组织学检查

在碘染色或阴道镜指示下取宫颈多点活检，为宫颈癌最后确诊的依据。

4.其他辅助检查

胸部X线检查、膀胱镜、直肠镜、静脉肾盂造影(IVP)、放射性核素肾图、B超、CT等有助于临床分期和确定病变范围。

二、病理分类

1.鳞癌

宫颈鳞状细胞癌为其主要的病理类型，约占95%。

2.腺癌

少见，近年有上升趋势，如上海报道由4.15%(1956—1975年)增加到13.97%(1976—1989年)。腺癌有多种亚型：黏液腺癌、内膜样腺癌、浆液乳头状腺癌、透明细胞腺癌等。

3.混合癌

如腺鳞癌、黏液表皮样癌等。

三、临床分期

采用1989年国际妇产科协会(FIGO)新修订的国际分期法，1995年FIGO对Ⅰa期和Ⅰb期又作了新的补充。宫颈癌分期必须在治疗前确定，分期一旦确立，其后不能更改，一时不能肯定时，应分入较早的期别。

(一)FIGO分期

0期　原位癌或上皮内癌。

Ⅰ期　癌限于宫颈(宫体受侵不予考虑)。

Ⅰa 宫颈临床前癌,仅指显微镜下检查诊断。

Ⅰa1 间质浸润深度≤3mm,水平播散≤7mm。

Ⅰa2 间质浸润深度>3mm,但<5mm,水平播散≤7mm。

Ⅰb 临床病变限于宫颈或临床前病变>Ⅰa2者。

Ⅰb1 临床病变≤4cm。

Ⅰb2 临床病变>4cm。

Ⅱ期 癌已超出宫颈,但未达盆壁或未达阴道下1/3。

Ⅱa 无明显宫旁浸润。

Ⅱb 有明显宫旁浸润。

Ⅲ期 癌浸润达盆壁或累及阴道下1/3,有肾盂积水或肾无功能者均列入Ⅲ期,但非癌所致的肾盂积水及肾无功能者除外。

Ⅲa 肿瘤累及阴道下1/3,但宫旁浸润未达盆壁。

Ⅲb 癌浸润达盆壁或肾盂积水或肾无功能。

Ⅳ期 癌扩散超出真骨盆或临床侵犯膀胱或直肠黏膜。

Ⅳa 癌扩散到邻近器官。

Ⅳb 癌扩散至远处器官。

(二)TNM国际分期(UICC,1992)

T分期

Tx 原发肿瘤不能确定。

T_0 未发现原发肿瘤。

Tis 原位癌。

T_1 局限宫颈(扩展至宫体需除外)。

T_{1a1} 临床前浸润癌,仅显微镜下诊断。

T_{1a1} 显微镜下间质侵犯较少。

T_{1a2} 从上皮基底向下侵犯,深度为≤5mm,水平扩展为≤7mm。

T_{1b} 肿瘤浸润>T_{1a2}。

T_2 癌侵犯超出宫颈,但未累及盆壁或阴道下1/3。

T_{2a} 无宫旁侵犯。

T_{2b} 有宫旁侵犯。

T_3 癌已扩展至盆壁和(或)累及阴道下1/3和(或)引起肾盂积水或肾无功能。

T_{3a} 肿瘤侵犯阴道下1/3,未达盆壁。

T_{3b}　癌扩展至盆壁和(或)引起肾盂积水或肾无功能。

T_4　癌侵犯膀胱或直肠黏膜和(或)扩展至真骨盆外。

N 分期

Nx　区域淋巴结转移不能确定。

N_0　无区域淋巴结转移。

N_1　有区域淋巴结转移。

M 分期

M_0　无远处转移。

M_1　有远处转移。

临床分期(按 TNM 分期)

0 期　$TisN_0M_0$

Ⅰa 期　$TisN_0M_0$

Ⅰb 期　$T_{1b}N_0M_0$

Ⅱa 期　$T_{2a}N_0M_0$

Ⅱb 期　$T_{2b}N_0M_0$

Ⅲa 期　$T_{3a}N_0M_0$

Ⅲb 期　$T_1N_1M_0$

$T_2N_1M_0$

$T_{3a}N_1M_0$

T_{3b}任何 NM_0

Ⅳa 期　T_4 任何 NM_0

Ⅳb 期　任何 T 任何 NM_1

四、治疗原则

手术与放疗是宫颈癌的主要治疗手段,近年日趋重视多种手段的综合治疗。

1.手术治疗

原则上用于早期宫颈癌(0～Ⅱa 期),根据浸润深度,肿瘤大小、分期、病理类型,年龄及一般状况等因素决定手术范围,选择不同术式。

2.放疗

各期均可采用放疗,主要用于中晚期宫颈癌(Ⅱb～Ⅳ期),有手术禁忌的早期癌和复发转移癌亦可行放疗。早期宫颈癌无论手术或放疗均可获满意疗效。中国医学科学院肿瘤医院曾报道 8056 例宫颈癌经放疗后 5 年、10 年生存率分别为 68.7%和 62.6%，Ⅰ～Ⅳ期的 10 年生存率分别为 89.7%、74.0%、53.7%和 9.5%。

3.化疗

虽然手术和放疗是宫颈癌主要治疗手段，并使大部分患者获得治愈，但宫颈癌总存活率近 20 年无明显提高，特别是中晚期患者。宫颈癌对化疗相对抗拒，但随着新药的出现、新方案的应用，部分宫颈癌患者从化疗中受益，目前化疗药物在宫颈癌综合治疗中越来越受重视。综观国内外资料，化疗主要用于晚期或复发转移癌的拯救治疗和中、晚期宫颈癌的综合治疗。高危宫颈癌的术前或放疗前辅助化疗，即 20 世纪 90 年代初国外文献中出现的"新辅助化疗"这一新名词。目前仍需探索宫颈癌的有效药物，最佳方案、剂量、用药途径及如何与放疗/手术综合。研究较多的是术前新辅助化疗和放疗同时合并化疗，并认为放疗合并化疗应作为中晚期患者常规标准治疗。

五、联合化疗

因单药的有效率低、缓解期短，多种药物的联合化疗已广泛用于临床，虽无大样本量的随机研究，但国内外资料提示其化疗反应率优于单药，含顺铂的化疗方案可达 40%～75%的反应。

1.化疗方案

大多选用含 DDP、BLM 或 ADM 在内的联合方案，如 MOB(MMC＋VCR＋BLM)，BOMP(BLM＋VCR＋MMC＋DDP)，PVB(DDP＋VLB＋BLM)，FACV(5-FU＋ADM＋CTX＋VCR)，近年采用 AP(EPI＋DDP)，BIP(BLM＋DDP＋IFO)，PIM(DDP＋IFO＋MTX)，PF(DDP＋5-FU)，TP(TAXOL＋DDP 或 TAXOL＋CBP)和 GP(GEM＋DDP)等。

2.用药途径

常用静脉全身给药和动脉内灌注化疗，近年来介入治疗已较多试用于妇科肿瘤领域，具有肿瘤区域高浓度、全身不良反应轻和疗效较好等优点，用于动脉内化疗的药物有 5-FU、BLM、MMC、ADM、EPI、DDP、CBP 等。

3.影响疗效的因素

(1)既往有无放疗或化疗史。

(2)复发转移的部位。

(3)肿瘤大小。

(4)组织学类型和分化程度。

(5)药物剂量等。

4.宫颈癌常用的联合化疗方案

(1)PVB 方案

DDP 60mg/m^2,静脉滴注,第 1 日(正规水化利尿止吐治疗);

VLB 4rmg/m^2,静脉注射,第 1、第 2 日;

BLM 15mg/m^2,肌内注射,第 1、第 8、第 15 日;

或

DDP 50mg/m^2,静脉滴注,第 1 日(正规水化利尿止吐治疗);

VCR 1mg/m^2,静脉注射,第 1 日;

BLM 20mg/m^2,静脉滴注,第 1～第 3 日;

每 3 周重复。

(2)BIP 方案

BLM 15mg,静脉滴注,第 1 日;

IFO 1g/m^2,静脉滴注,第 1～第 5 日;

Mesna 200m/m^2,静脉注射,第 1～第 5 日,每日 0、4、8 时给药;

DDP 50mg/m^2,静脉滴注,第 1 日(正规水化利尿止吐);

每 3 周重复×3 周期。

(3)FIP 方案

5-FU 500mg/m^2,静脉滴注,第 1～第 3 日;

IFO 1g/m^2,静脉滴注,第 1～第 3 日;

Mesna 200mg/m^2,静脉注射,第 1～第 3 日,每日 0、4、8 时给药;

DDP 30mg/m^2,静脉注射,第 1～第 3 日(适当水化利尿止吐);

每 4 周重复。

(4)FACV 方案

5-FU 500mg/m^2,静脉滴注,第 1、第 8 日;

ADM 45mg/m^2,静脉注射,第 1 日;

CTX 100mg/d,口服,第 1～第 14 日;

VCR 1.4mg/m^2,静脉注射,第 1、第 8 日;

每 4 周重复。

(5)BM 方案

BLM 5mg,静脉滴注,第 1～第 7 日;

MMC 10mg,静脉注射,第 8 日;

15 日为 1 周期×(2~5)周期。

(6)FP 方案:

5-FU 750mg/m^2,静脉滴注,第 1、第 8 日;

DDP 20mg/m^2,静脉滴注,第 1~第 4 日;

每 4 周重复。

(7)TP 方案:

TAXOL,135~175mg/m^2,静脉滴注,第 1 日;

DDP 75mg/m^2,静脉滴注,分 2 日用,第 2、第 3 日;

每 4 周重复。

(8)GP 方案:

GEM 1 250mg/m^2,静脉滴注,第 1、第 8 日;

DDP 50mg/m^2,静脉滴注,第 1 日;

每 3 周重复。

六、综合治疗

化疗与手术/放疗综合应用的有效率高达 74%~100%。

1.化疗与放疗综合

主要适用于中、晚期宫颈癌或具预后不良因素的难治性宫颈癌及复发转移癌,国内外报道甚多,常采用两种方式:先化疗后放疗和同时放、化疗。近年有报道同时放、化疗比顺序化、放疗明显提高疗效,有效率分别为 100%和 89.5%。普遍认为化疗辅助放疗有下列作用:①提高肿瘤的反应率及盆腔控制率,改善治疗效果。②有协同、增敏作用。③有效消除隐性转移灶。但能否提高长期生存率和减少远处转移,目前尚无定论。中山医科大学肿瘤医院用氮芥(35~40mg)髂内动脉灌注 1 疗程后进行常规放疗,75 例宫颈癌Ⅲb 期的 10 年生存率为 62.7%,高于对照组 44.3%。Fields 等报道用顺铂(20mg/m^2,静脉滴注,连用 5 日,3 周重复)与放疗同时进行治疗Ⅰb~Ⅳ期局部晚期的宫颈癌 55 例,有效率 96%,其中Ⅲ期的 5 年生存率明显改善,为 67%。美国 ASCO 用 IFO(1.7g/m^2 静脉滴注,第 1~第 3 日,同时用 Mesna)+DDP(30mg/m^2,静脉注射,第 1~3 日,3 周重复),3 个疗程后常规放疗,共治疗 70 例局部晚期宫颈癌,总有效率为 83%(CR 28%,PR 55%),但不良反应较重。

GEM 1 250mg/m^2 静脉滴注，+DDP 40mg/m^2 静脉滴注，第 1 日，每周 1 次，连续 5 周，获 CR 91%、PR 9%。

2.化疗与手术综合

主要有两种方式：术前化疗和术后化疗，目前较多报道术前新辅助化疗。术前化疗适用于高危宫颈癌Ⅰb～Ⅱb 期，如局部肿瘤大于 4cm，或桶状宫颈、腺癌、分化程度差、淋巴结转移概率大的患者。资料提示有下列作用：①缩小瘤体以利手术切除。②部分不宜手术（无放疗单位）的Ⅱb 期，化疗后可获根治手术机会。③减少术中扩散或消除亚临床病灶。④提高生存率。

Panici 等报道术前用 PBM 方案（DDP 100mg/m^2 静脉滴注，第 1 日，BLM 15mg，静脉滴注，第 1、第 8 日，MTX 300mg/m^2，静脉滴注，第 8 日，同时用 CF，3 周重复×3 周期），治疗 75 例局部晚期的Ⅰb～Ⅲ期宫颈癌，有效率为 83%（CR 15%，PR 68%），对化疗有反应的Ⅰb～Ⅱa 3 年生存率为 89%，Ⅱb 期为 73%，Ⅲ期为 43%。四川大学华西医学中心应用腹壁下动脉插管化疗（HN 25mg+5-FU 500mg，隔日 1 次×5 次）1～2 个疗程，休息 3 周后行根治术，治疗 32 例宫颈癌Ⅱa～Ⅱb 期，有效率为 88.2%。哈尔滨医科大学肿瘤医院报道Ⅱb 期宫颈癌术前动脉插管化疗 38 例，5 年、10 年生存率分别为 73.7%和 62.2%，而同期单纯手术组 36 例则为 38.9%和 21.4%。Hwang 报道 1983—1990 年 80 例Ⅰb～Ⅱa 患者接受 PVB 方案新辅助化疗，后行根治性手术，总有效率 93.7%，5 年、10 年生存率分别为 82.0%和 79.4%，比单纯手术或放疗生存率高。

参考文献

[1]万德森.临床肿瘤学.北京:科学出版社,2016.

[2]陈杰,周桥.病理学.北京:人民卫生出版社,2015.

[3]石远凯,孙燕.临床肿瘤内科手册.北京:人民卫生出版社,2015.

[4]刘琦.妇科肿瘤诊疗新进展.北京:人民军医出版社,2011.

[5]李青.肿瘤基础理论.西安:第四军医大学出版社,2010.

[6]赵华山,许新华.常见恶性肿瘤理念与实践.武汉:湖北科学技术出版社,2012.

[7]魏于全,赫捷.肿瘤学.北京:人民卫生出版社,2015.

[8]张明云.实用肿瘤放疗.北京:科学技术文献出版社,2013.

[9]程化文.最新现代肿瘤学.上海:第二军医大学出版社,2013.

[10]殷蔚伯.肿瘤放疗手册.北京:中国协和医科大学出版社,2010.

[11]王若峥,尹勇.肿瘤精确放疗计划设计学.北京:科学出版社,2015.

[12]李恩孝.恶性肿瘤分子靶向治疗.北京:人民卫生出版社,2011.